基于脑机交互的人体运动意图
智能识别算法研究与应用

王子男　徐佳璨　李东霖　赵金宝　林姝婷　编著

U0364660

中国纺织出版社有限公司

内 容 提 要

本书针对脑电信号非线性、幅值微弱、信噪比低等特点对解码性能的影响，介绍了基于传统机器学习、深度学习与迁移学习的数据优化、特征融合与特征迁移算法，主要内容包括：基于最大平均差异和 P 阈值优化的脑电信号（EEG）通道选择算法；基于多重加权的 EEG 多模态特征融合算法；基于受限玻尔兹曼机的 EEG 深度多模态特征学习算法；基于残差网络的 EEG 多模态特征动态融合算法；基于多特征混合融合网络的 EEG 解码算法；基于时空融合域适应的 EEG 特征迁移算法。

本书可作为计算机、人工智能、模式识别等相关专业人员的参考用书。

图书在版编目（CIP）数据

基于脑机交互的人体运动意图智能识别算法研究与应用／王子男等编著. --北京： 中国纺织出版社有限公司，2024.1
ISBN 978-7-5229-1267-7

Ⅰ. ①基… Ⅱ. ①王… Ⅲ. ①脑科学－人-机系统－算法－研究 Ⅳ. ①R338.2-49②R318.04-49

中国国家版本馆 CIP 数据核字（2023）第 223582 号

责任编辑：沈 靖 孔会云 责任校对：高 涵
责任印制：王艳丽

中国纺织出版社有限公司出版发行
地址：北京市朝阳区百子湾东里 A407 号楼 邮政编码：100124
销售电话：010—67004422 传真：010—87155801
http://www.c-textilep.com
中国纺织出版社天猫旗舰店
官方微博 http://weibo.com/2119887771
三河市宏盛印务有限公司印刷 各地新华书店经销
2024 年 1 月第 1 版第 1 次印刷
开本：710×1000 1/16 印张：12.25
字数：170 千字 定价：88.00 元

凡购本书，如有缺页、倒页、脱页，由本社图书营销中心调换

前　言

　　脑机接口（brain-computer interface，BCI）技术作为建立人类大脑与计算机或其他外部设备之间的直接通信桥梁，在医工结合领域备受瞩目。通过监测大脑的电信号活动，如脑电图、功能性磁共振成像或神经元活动，BCI 系统能够将个体的思维、意图或情感转化为可控制计算机、机器人、轮椅等设备的指令。这项技术对于改善残障人士的生活质量、研究大脑功能以及探索人脑与计算机之间的交互方式具有潜在的重要应用价值。

　　随着我国老龄人口占比不断增大，加之生活压力与不良生活方式的影响，脑卒中患者的人数逐年增加且有年轻化的趋势。由脑卒中引发的肢体功能障碍严重影响了患者的生活质量，及早的康复训练能够使其肢体功能障碍获得明显的改善甚至痊愈。将基于运动想象（motor imagery，MI）的脑机接口技术应用于康复医疗领域，通过信息交互技术将患者脑电信号（electroencephalography，EEG）中的运动意图转化为可以控制康复设备的任务指令，能够实现控制康复机器人辅助患者进行主动康复训练的目的。然而，脑电信号是一种复杂的非线性信号，具有幅值微弱、信噪比较低等特点。因此，快速且准确识别患者当前的运动意图成为运动想象脑机接口技术的研究难点。本书致力于提高基于运动想象的脑电信号解码性能，深入研究脑电信号的数据优化与特征学习算法，实现脑电信号运动意图的有效识别。

　　本书首先介绍了脑电信号预处理及特征提取算法的相关理论。其次，为消除脑电信号中冗余与噪声通道的影响，介绍了一种基于最大平均差异（maximun mean discrepamey，MMD）的通道贡献度评价标准；考虑了各通道间的联合作用，并根据脑电信号各通道间的数据分布差异和通道贡献度排序获得最具代表性的通道组合，解决了由单一评价标准进行通道筛选导致的分类准确率较低的问题。再次，介绍了一种基于多重加权的脑电信号多模态特征融合算法。通过融合不同模态特征，释放更多的感觉运动相关信息，丰富了脑电信号的数据表征，以达到各特征协同互补的目的。同时，介绍了一种全新的基于多重可视图的数据增强方式，实现了对多模态脑电信号时间序列的加权，保留了各时间节点的相关性信息。为了降低多模态融合特征的维度，本书提出了一种基于受限玻尔兹曼机（restricted Boltzmann machine，RBM）网络的多模态特征学习算法 Pt-RBMs。该算法根据特征的概率分布学习高维数据空间到低维潜在空间的参数映射，在低维空间中保留了数据的局部结构，降低了异常离群值对网络的影响，增强了网络的包容性与泛化性。另外，为了减少脑电信号特征提取过程中信息的丢失，提出了一种动态自适应融合多模态与多级卷积特征的脑电信号解码算法——基于残差网络的特征动态融合算法（ResNet dynamic fusion，Res-DF）。通过分频带时空特征数据表征方法和跨层连接的残差网络模型，实现了脑电信号的多模态与多尺度数据表征，减少了多次卷积与池化造成的信息流缺失，保证了网络最大信息流的传递，实现了对各频带特征的自适应加权校准。最后，介绍了基于时空融合条件自适应迁移网络的运动想象解码算法，使用迁移学习方法对不同受试者进行运动意图解码，实现跨领域识别任务。

本书内容是作者及其所在团队多年来对智能算法技术进行研究的部分工作总结，作者在完成本书所述的研究过程中，得到了国家自然科学基金面上项目（项目编号：62173238 和 52275119）、国家自然科学基金青年项目（项目编号：52205117 和 52207134）、辽宁省科技厅博士科研启动项目（项目编号：2022-BS-193）的大力支持与资助。同时沈阳建筑大学白晓天、马健、杨梅、刘阳和牛思琦参与了本书所述成果的研究工作，在此向为本书提供过帮助的所有人员表示感谢。

由于作者水平有限，书中难免有疏漏和不足之处，敬请各位读者批评、指正。

作者

2023 年 9 月

目　录

1

第1章 绪论

1.1 研究背景与意义

随着生活水平的逐步提高和医疗手段的不断进步,我国人口的平均寿命呈逐年攀升的趋势,这导致老龄人口的占比不断增大,于是我国同其他发达国家一样逐渐步入老龄化社会。2020 年第七次人口普查数据显示,60 岁及以上人口数量为 2. 64 亿人,占总人口数的 18. 7%,比 2010 年的 1. 18 亿老龄人口提升 5. 44 个百分点[1],需要受人照料的半失能与失能老人的数量急剧上升。同时由于过快的生活节奏与不良的生活习惯,多种由老龄人高发的心脑血管疾病导致的脑卒中人数逐年增加且有年轻化的趋势。调查显示,每年都有超过 200 万人死于脑卒中,且我国每 10 万人中就会新发 120~180 位脑卒中患者,其中 75% 以上受困于较明显的后遗症,其中大部分为肢体运动障碍[2]。目前我国因脑卒中等疾病导致的偏瘫与肢体运动障碍患者约有 1500 万人,因年老导致丧失自主行动能力的老人约有 4000 万人[3]。这类人群的肢体功能障碍不仅给其家庭带来负担和痛苦,还严重影响他们的日常生活与工作。对于此类患者,若能及早地进行康复治疗的介入,不仅能够降低患者的神经功能缺损程度,减少并发症的发生概率,而且很大程度上能够重建其运动功能,恢复患者的正常生活能力[4]。尤其是针对脑卒中患者,其运动功能障碍大都能通过康复训练得到明显的改善甚至痊愈。

传统的运动障碍康复疗法多为物理治疗师根据患者的个体情况一对一地制定诊疗方案,手动辅助患者进行康复训练[5-7]。这不仅需要康复医师注意力高度集中,而且对于康复医师来说,这也是高强度的体力活动,极易产生疲惫感。随着需要进行康复训练的患者增多,康复医师的劳动强度不断加大,训练周期不断增长,进而导致了康复训练效果不明显的弊端。另外在传统的康复疗法中,大多数康复手段都需要患者有一定的自主能动性[4]。对于完全瘫痪的病人,并不能帮助他们恢复日常生活。因此,通过新型康复设备——康复机器人对运动障碍患者进行康复训练有望解决康复医疗资源紧张和人工训练中存在的问题,更加有效地促进运动障碍患者的康复训练。在康复设备的辅助下,患者能够根据自身条件与医师建议自主选择康复训练动作并且反复进行规范的康复训练,还可自由安排康复训练时间而不受康复医师时间的约束。针对脑卒中等肢体运动神经被阻断的无法手动完成康复设备操作的运动障碍患者,还可以通过在康复设备上嵌入非接触类的控制接口实现对康复设备的操作控制[8]。

目前在康复设备领域应用的非接触类控制接口主要包括视频接口、图像接口与生物电信号接口[8]。其中,生物电信号相比视频与图像信号具有采集便捷、易于传输等特点,更适用于实现康复设备的控制。常见的人体生物电信号包括语音信号、肌电信号(electromyographic,EMG)与EEG[8]。考虑到某些偏瘫患者可能会伴随患有语言障碍类疾病,且患者的口音难以规范统一,因此应用语音信号控制康复设备有一定的局限性。对于长期卧床的瘫痪病人,很难采集到他们的有效肌电信号,因此使用肌电信号控制康复设备难以被广泛推广[9]。脑电信号不仅包含不同肢体部位的运动意图,而且对于脑血管疾病引起的偏瘫,通过重塑大脑神经元能在一定程度上实现运动功能的恢复[10-11]。因此,使用脑电信号实现对康复机器人的控制不仅有利于患者大脑神经元的重塑,而且能够激发患者自主参与康复训练的主动性与积极性。

BCI技术是一种能够运用于康复领域的信息交互技术[12]。它通过硬件采集设备与软件分析方法,将脑电信号转化为可以控制外部设备的简单指令,使大脑与外设之间能够进行直接的信息传递,实现利用大脑信号控制康复机器人辅助患者进行康复训练。尤其是对于一些能够正常思考但无法用语言或肢体运动与外界交流的运动障碍患者,如脊髓损伤(spinal cord injury,SCI)、卒中

（stroke）、脑瘫（cerebral palsy，CP）、闭锁综合征（locked-in syndrome，LIS）、肌萎缩侧索硬化（amyotrophic lateral sclerosis，ALS）等[13]，患者可以通过运动想象控制康复机器人辅助康复训练，使其在康复训练中具有主观能动性，改善患病程度，提高他们的生活自理能力，为日常生活提供极大便利。为了更精准地控制康复机器人，如何快速且准确的识别患者当前的运动意图是 BCI 技术的关键问题之一。为此，本文针对康复机器人系统，开展了脑机接口技术中运动想象意图识别算法的研究，对控制康复机器人进行康复医疗的应用研究具有重要且深远的意义。

1.2　脑机接口系统概述

1.2.1　脑机接口技术简介

脑机接口技术是一种涉及神经科学、生物医学、计算机科学、通信技术、信号检测与处理、模式识别等多学科的交叉技术[14]。近年来，全球有超过 40 家研究机构致力于脑机接口的研究，使脑机接口技术更加系统化、专业化[15-17]。脑机接口技术建立了人脑与计算机等电子设备之间的直接交互方式，能够不依赖于人的常规反馈通道与外界进行信息的交流与控制，只通过人脑进行思维运动时产生的电波来判断他的真实想法[15, 18]。

对人脑神经科学研究表明，人脑在产生运动意识后到执行动作指令前，或受到外界刺激时，其相应区域的神经元会产生一定的电位改变。可以通过一定的检测手段获取这种电位的变化，并将其作为该运动意图即将发生的特征信号。通过分析并处理这些特征信号，能够分辨出产生不同脑神经区域电位变化的动作意图。再通过计算机语言编程，把人脑思维活动实时、快速且准确地转变为驱动外部设备的操作指令，在无须肌肉和外围神经参与的情况下，实现人脑对外部环境设备的控制[19]。

脑机接口的通用系统结构图如图 1.1 所示，包括信号采集、信号预处理、特征提取与选择、特征分类及应用系统。

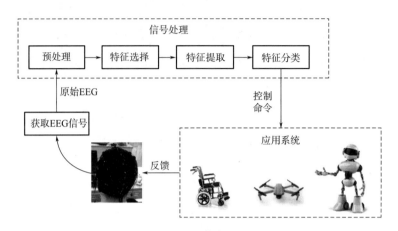

图 1.1　通用脑机接口系统结构图

（1）信号采集。信号采集部分负责采集大脑的神经活动信号，由电极传感器、放大器、滤波器和模数转换器等组成。在信号采集时，受试者头戴电极帽并进行相应的大脑神经活动。由于 EEG 信号来自头皮表层，其信号幅值微弱，仅达到微伏级别。因此需要将产生的 EEG 信号通过放大器放大，再经过简单的滤波器处理滤除 EEG 信号中的高频噪声，最后经过模数转换器将连续的模拟信号转换为离散的数字信号储存于计算机中。

（2）信号预处理。由于脑电信号的特殊性——幅值微弱并伴有复杂的噪声，因此在进行特征提取前，一般先对脑电信号进行预处理，去除脑电信号中含有的多种噪声与伪迹，提高所采集脑电信号的信噪比。脑电信号常见的干扰包括眼电伪迹、肌电伪迹、工频噪声等。

（3）特征提取。由于脑电信号的信噪较低、幅值不平稳，且不同受试者的专注度不同，导致他们的脑电信号差异较大，因此从原始脑电信号中提取脑电信号的有效特征十分复杂。特征提取使用各种信号处理技术提取复杂脑电信号中与受试者大脑活动相关的有效信号特征，使得不同大脑活动的特征向量之间的差异最大化且与大脑相应活动任务的相关性更强。

（4）特征选择。采集到的 EEG 信号包括多通道信息，既存在一定的噪声干扰,又包含相似度很高的特征。因此,需要通过特征选择算法对其进行分析与筛选,在保留有效性特征的同时剔除随机特征与相似度较高的特征,减轻运算负担,提高运算效率。

(5)特征分类。特征分类旨在确定受试者的大脑活动与特征信号之间的关系。针对特征提取后的有效特征进行分析,构建分类器,帮助 BCI 系统将大脑神经活动翻译成计算机指令。在特征分类部分,将想要识别的脑电特征输入分类器中识别它的特征类型,最终得到不同类型脑电信号的分类结果。

(6)应用系统。将脑电信号特征进行分类后,这些特征已获得分类器为其分配的对应类型标签。应用系统将这些标签用作控制命令,实现对外部设备的控制。例如,将左右手两类运动想象脑电信号用于电灯、电扇等设备的开关控制;将左右手及足、舌四类运动想象脑电信号用于电动轮椅的方向控制;将手臂伸展、弯曲两类运动想象脑电信号用于上肢康复机械臂伸曲动作的控制。

1.2.2　脑机接口的类型及特点

脑机接口可根据人机交互方式、信号产生方式、系统工作方式、脑电信号特性和不同的反馈形式等划分为不同的类型。依据人脑与上位机的交互方式,脑机接口系统可以被划分为侵入式脑机接口、非侵入式脑机接口和半侵入脑机接口[13, 20]。

侵入式脑机接口通过手术的方式将电极植入颅内,直接与神经元细胞相接触,能够直接记录大脑皮层上的皮质脑电信号(electrocorticogram,ECoG)和皮层内单神经元记录的神经电信号。通过侵入式脑机接口获取的脑电信号具有较高的信噪比和空间分辨率,且位置稳定性好、特异性强,不易受到来自肌电和眼电的伪迹影响,能提供更优秀的后续分析处理效果。但它需要将电极植入大脑皮层内,存在较大风险。另外,大脑皮层在术后容易出现疤痕组织,影响后续信号的获取,且长时间将电极置于大脑皮层内易使电极老化从而影响使用,因此侵入式脑机接口较难在实际应用中实现。

半侵入式脑机接口是将电极植入颅骨下方,但不深入皮层中,使用脑皮层电图来记录脑信号,采集到的信号为皮质脑电信号。这种脑电采集方式无须穿过脑组织,相较于侵入式脑机接口的危险性更小,相对于非侵入式脑机接口,其采集到的脑电信号具有更好的空间分辨率和更高频率的节律信号。但是目前半侵入式脑机接口并不成熟,具有一定的生理风险,主要应用于严重癫痫患者的病灶定位。

非侵入式脑机接口通过将头戴电极帽放置于头皮表面采集脑电信号,是一种无创的接口方式。该采集方式能够覆盖整个头皮,不会造成大脑区域信息的丢失,更方便人体佩戴。通过此种方式能够提取 EEG、脑磁图(magnetoencepha-lography,MEG)、近红外光谱 BCI(near-infrared spectroscopy,NIRS)、功能性核磁 BCI(functional magnetic resonance imaging, fMRI)等多种形式的人体电信号[21-22]。其中,头皮脑电信号被广泛应用于人体脑神经活动的研究中。但颅骨会对信号造成衰减且会分散神经元发出的电磁波,因此以非侵入式方法获得的脑电信号信噪比较低,且容易受到外部环境的影响,如呼吸、人体活动、眼电和肌电伪迹等。

根据脑电信号的产生方式,脑机接口又可分为诱发 EEG 的脑机接口和自发 EEG 的脑机接口两种类型。诱发 EEG 的脑机接口利用外部刺激(视觉刺激或听觉刺激)来激发大脑中的神经活动,如稳态视觉诱发电位(steady-state visual evoked potential,SSVEP)。其采集方式简单,无须受试者进行前期训练,只需为受试者提供视觉或听觉刺激环境。而自发 EEG 的脑机接口为受试者在不接受外界环境刺激的自然状态下自发产生的大脑神经活动。它直接利用电极从大脑皮层表面记录节律性电位变化,能够脱离结构化环境,但需要受试者进行多次特定模式的训练。在 BCI 系统中,采用自发 EEG 信号的有事件相关同步(event related synchronization,ERS)电位、事件相关去同步(event related desyn-chronization,ERD)电位、慢皮层(slow cortical potential,SCP)电位与运动想象脑电信号(MI-EEG)等。

根据 BCI 系统的工作方式,BCI 还可分为同步式与异步式。同步式 BCI 只在规划的时间段监控受试者的脑电信号,受试者需要在此时间段完成预先规划设计的大脑神经活动任务。而异步式 BCI 需要无间断地监控受试者的脑电信号,并进行实时分析。当受试者产生大脑神经活动时,BCI 系统被激活,并分析受试者当前的脑活动状态。当受试者没有进行大脑神经活动时,系统则处于待激发状态。在异步式 BCI 中,系统允许受试者自由控制自己的思维活动,并加以分析,从而启动系统完成控制任务。目前,大多数 BCI 系统均采用同步工作方式。所有的基于诱发电位的脑机接口均为同步式 BCI,基于自发电位的脑机接口中有些为同步式 BCI,有些为异步式 BCI。在实际应用中,异步式 BCI 系统的工作方式与之更为接近。但异步式 BCI 需要考虑从无提示的连续脑电信号中识别有效思维何时开始及它的持续时间,并区分有效思维与无效思维。因此,异步式 BCI 控制系统更难实现。

对于不同种类的脑机接口,如何根据它的固有特性有效提取脑电信号的特征并进行准确分类是此类系统研究的关键,本文所采用的基于运动想象脑电信号的 BCI 系统是一种非侵入的自发同步式脑机接口。

1.2.3 脑机接口的研究现状

脑机接口作为一种新型的人机交互方式,通过分析大脑思维活动的电信号来解读使用者的意图,从而达到控制外界环境与设备的目的,是大脑与计算机、外界环境之间新颖的交流通道[23]。脑机接口系统的研究不仅有助于人类深入地理解大脑的工作原理,而且在医疗康复及其他领域中有着重要的应用价值。随着脑机接口技术的发展,越来越多的领域将脑机接口技术应用其中并取得了显著的成绩。

脑机接口技术最早应用在医疗康复领域,它能够帮助因脑卒中、脊髓损伤、脑瘫等疾病影响的患有神经及肌肉障碍的残障人士,使患者有希望通过大脑神经活动控制外部辅助设备重新获得与外界交流的能力[24]。早在 1973 年,美国 Jacques Vidal 等人采用头部记录到的电活动信号驱动计算机光标进行二维运动[24]。1977 年,他们将脑机接口定义为基于计算机系统的技术,并建立了第一个基于视觉诱发电位的脑机接口系统[25]。该系统首次实现了人脑对外部设备的直接控制,使残障人士能够通过大脑思维活动控制光标的移动,达到控制计算机的目的。其在专著中提到的 alpha 节律、诱发电位、事件相关去同步电位与事件相关同步电位概念,在当今的脑机接口系统中仍被广泛使用。1991 年,奥地得 Graz 科技大学研究中心的 Pfurtscheller 等人经过研究与运动相关的任务发现,单侧肢体运动或想象运动会在大脑同侧产生事件相关同步电位,且在大脑对侧产生事件相关去同步电位,如图 1.2 所示[26-29]。另外,该研究中心的 Rupert Ortner 等人利用依赖于 SSVEP 的 BCI 系统对四肢瘫痪患者的手部矫形器进行控制[30]。2003 年,Martigny 研究小组将机器学习算法应用在 BCI 领域。他们提出将机器学习算法应用于自适应 BCI,使用二项式判别分析算法对特征进行分类,在线识别三种自发脑电信号用于控制轮式机器人的运动[31-33]。国际冬季脑机接口会议上,Müller-Putz 等人提出了结合目标定向运动意图的检测方法,帮助脊髓损伤用户实现基于非侵入性 EEG 手臂和手的控制[34]。美国布朗大学 Hochberg 等人在有运动障碍的病人大脑中植入芯片,采集脑电信号,并对病人长期训练,最终该患者可以通过想象打开邮件,控制机械臂完成抓举动作[35]。

 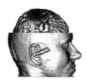 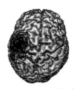

(a) 左运动想象   (b) 右运动想象

图 1.2　左右两种运动想象的 ERD 图

清华大学是国内较早开展 BCI 技术研究的机构,1999 年开始研究稳态视觉诱发电位的特征提取方法[36-37],构建了稳态视觉诱发电位的 BCI 系统,并实现了利用脑电信号控制机器人运动和虚拟电话拨号系统[38-39]。浙江大学的研究人员将芯片植入到一只名为"建辉"的猴子的大脑运动皮层,实时监控"建辉"所发出的神经信号并进行解读,最终区分出抓、勾、握、捏四种不同信号特征,并将这些信息转换成命令控制机械手运动[40-43]。天津大学联合天津市人民医院历经多年,研发出世界首个应用于瘫痪病人的纯意念控制人工神经康复机器人,被称为"神工一号"[44]。它能够帮助瘫痪病人进行康复训练治疗,使他们的瘫痪肢体正常活动,重新燃起独立生活的希望。广州市脑机接口与应用重点实验室张锐等人提出了一种基于事件相关电位(event related potential,ERP)脑机接口的环境控制系统[45],该系统集成了家用电器、护理床和智能轮椅,为重度脊髓瘫痪患者提供日常帮助。

1.3　运动想象脑电信号识别算法的研究现状

在众多脑机接口交互控制范式中,基于运动想象的脑机接口是一类非常重要的人机交互策略,其特点是用户通过运动想象脑电信号控制机器人或外部设备,其关键在于脑电信号解码的准确性、快速性和稳定性[19]。深入研究脑电信号的解码性能是制约运动想象脑机接口系统发展较为重要的因素。

基于运动想象的脑电信号解码是一个复杂的模式识别任务。首先,通过特征选择算法去除具有干扰性的特征。然后,利用特征提取算法从 EEG 数据中提取判别性和非冗余性信息,形成一组具有代表性的信号特征。最后,分类器通过特征提取和选择阶段所展示的大脑活动信息属性来识别用户意图。其中,特征提取与特征分类是不可或缺的部分。特征选择和特征降维虽然不是脑电解码方式的必要组成部分,但在大多数情况下,利用特征选择选取贡献度较大的特征并利用特征降维算法降低脑电信号的固有维度,可以在一定程度上提高脑电解码的性能。因此,设计运动想象脑电信号的解码过程是基于运动想象的 BCI 系统中非常重要的环节,逐渐受到了国内外众多研究团队的关注。

1.3.1　脑电信号通道选择算法的研究现状

通道选择是一种特殊的特征选择方式,在早期的脑机接口系统中,研究者们大多数关注于脑电信号的特征提取与分类算法的研究[46]。随着多通道电极接口成本逐步降低,研究者们采集脑电信号时获取的通道数量越来越多,加之对运动想象脑电信号识别效率的要求逐渐提高,通道选择算法逐渐受到学者们的关注。多通道脑电数据记录了不同头皮位置上的电信号,其中每部分头皮区域中都包含多个通道记录脑电信号,这为识别与任务相关的最佳脑区位置提供更高的空间分辨率,但也导致了脑电信号数据量庞大的问题[47]。通道选择技术不仅能够减少由于通道过多造成的训练困难,还可以降低系统的计算成本并提高分类精度,在 BCI 系统研究中具有重要的意义。

根据不同的评估策略,运动想象脑电信号意图识别的通道选择方式分为三种:滤波式、封装式和嵌入式。

滤波式通道选择方法采用独立的评估准则,如距离测度、信息测度、依赖测度和一致性测度等,对搜索算法生成的候选通道子集进行评价。它不涉及任何分类算法,而是通过训练数据的内在特征来评估所选通道子集的优劣,具有速度快、扩展性强和独立于分类器等优点,但该方法没有考虑不同通道的组合,导致其分类精度不高[48]。Liu 等人针对肌萎缩性侧索硬化症(ALS)患者的运动想象脑电信号分类任务,提出了基于费舍尔准则(Fisher discriminant criteria,FDC)的通道选择策略[49]。通过 Grassberger procaccia fractal dimension(GPFD)和 higuchi fractal dimension(HFD)两种方法评估 ALS 患者脑电信号各通道的分形维数,以此作为通道选择的依据。Qi 等人提出了一种基于时空滤波的通道选择方法(spatiotempord-filtering-based channel selection,STECS)[50]。该算法利用脑电信号的时空特性,自动识别指定数量的具有辨识度的通道子集,并通过引入群稀疏约束,将通道选择问题与时空滤波器相结合,仅使用一半的通道数量就取得了与完整通道相同的分类效果。文献[51]提出了基于瑞利系数特征的改进遗传算法,用来选取最优通道子集,并通过实验证明了该方法的有效性。Arvaneh 等人提出了一种用于脑电信号通道选择的稀疏公共空间模式(sparse common spatial pattern,SCSP)算法[52]。该方法以稀疏性作为评价标准,通过去除噪声和无关通道来获得最佳分类精度,在保留最少通道子集的情况下不降低使用所有通道获得的分类精度。

封装式通道选择方法使用分类器对由搜索算法生成的候选通道子集进行评估。通过对选取的分类算法进行训练和测试,得到对每个通道子集的评价,并以此作为通道选择的依据[53]。由于该方式选取的通道子集是由分类器选择的,更适合所选分类器的特征,在后续使用该分类器对所选通道子集进行预测时往往能获得较高的准确率,因此该方法更适合于旨在提高分类性能的研究。相较于滤波式通道选择方法,该方法估计每个通道子集准确度的计算成本更加昂贵,而且更容易过拟合。Yang 等人提出了基于人工神经网络和遗传算法的通道选择和分类方法,是一种带随机搜索策略的封装式通道子集选择方式[54]。该算法提出了一种用于脑电信号通道选择和分类的泛型神经数学方法(genetic neural mathematic method, GNMM),包括基于遗传算法的通道选择,基于多层感知器(multilayer perceptron, MLP)的模式分类,以及基于数学规划的规则提取,并根据遗传算法中通道的贡献度对输入的通道子集进行优化。Wei 等人提出了基于二值多目标粒子群优化算法的运动想象脑电信号通道选择算法[55]。该方法使用 K 近邻(K-nearest neighbor, KNN)、支持向量机(support vector machine, SVM)和 BP(back propagation)神经网络三种不同的分类器计算分类准确率,并结合随机搜索策略选择通道子集。Kamrunnahar 等人基于拉普拉斯导数和共同平均参考(common average reference, CAR),提出了一种运动想象脑电信号的电极数量及位置优化策略[56]。该算法采用完整搜索策略找到所有可能的脑电通道子集,并使用线性判别分析(linear discriminant analysis, LDA)计算每组通道子集的判别误差,最后选择分类误差最小的组合作为最佳通道组合。

嵌入式通道选择方法根据特定分类器训练过程中产生的评价标准来选择通道子集。由于在分类器构建中包含了对通道子集的选择,因此可以说嵌入式方法实现了通道选择和分类之间的交互[57]。它的计算成本较滤波式方法更高,但不容易过拟合。Lal 等人提出了基于 SVM 训练的递归特征消除和零范数优化方法进行运动想象脑电信号的通道选择,并通过实验证明了该算法对运动想象脑电信号识别的有效性[58]。Schröder 等人针对运动想象脑电信号的识别任务,提出了一种采用嵌入式方法和序列搜索策略的通道选择算法[59]。该算法使用 Welch 方法提取特征,将特征输入线性支持向量机进行分类,并根据递归通道消除(recursive channele elimination,RCE)方法对经过训练的支持向量机最大分类间隔产生的影响选择通道子集。Zhang 等人提出了基于组稀疏贝叶斯逻辑回归(group sparse bayesian logistic regression,GSBLR)的方法,同时进行通道选择和分类[60]。首先,利用空间滤波和带通滤波降低容积传导效应对多通道脑电信号的影响;其次,提取每个脑电通道信号中具有判别信息的时域、频域以及时频域特征进行特征融合;最后,使用 GSBLR 方法对通道进行选择。这些算法都可以提供比标准滤波方式更精确的通道子集用于特征选择。

1.3.2 脑电信号特征提取算法的研究现状

基于运动想象的脑电信号具有高采样率、多通道、数据量庞大、信号特征不明显等特点,因此直接利用原始信号很难实现对不同运动想象任务的有效识别。为了获得最佳分类结果、提升分类效率,常使用特征提取方法提高脑电信号的表达能力[17]。特征提取算法将预处理后的脑电信号通过从原始数据空间映射到另一个低维空间,找到能够表达信号的重要特征,去除对分类无意义的冗余信息,最大化不同运动想象任务的特征差异,以达到更易于识别的目的[61]。常用的特征提取算法有:样本熵、均值、相关系数、功率谱密度、自回归模型、短时傅里叶变换、小波变换、小波包分解、共空间模式等,可将其分为时域分析法、频域分析法、时频分析法、空域分析法[16-17]。

时域分析法是最早用于分析脑电信号的方法。它直接提取信号的波形特征,如波幅分析、均值分析、方差分析、直方图分析、偏度分析、相关分析、峰值检测及波形参数分析、相干平均、波形识别等[62]。Samuel 等人采用平均振幅变化、平均绝对值、均方根、峰值、标准差等 20 个时域特征对 64 通道脑电信号记录的多类上肢运动想象范式进行解码[63]。Chen 等人提出了一种融合小波熵、样本熵及香农熵的时域特征提取方法,能够更完整地表达脑电图的特征,取得了较好的分类效果[64]。Kee 等人使用瑞丽熵作为运动想象脑电信号的特征提取方法,量化了时域脑电信号的复杂性[65]。Filho 等人基于图论和功能连通性对脑电信号时域特征进行分析,度量不同脑区间的时间相关性[66]。Uribe 等人将皮尔森相关系数作为脑电信号特征,对运动想象脑机接口性能进行更深入的研究[67]。时域分析一般是对脑电波形的一次性处理,因此在处理过程中损失的信息较少。但脑电信号波形形态过于复杂,目前还没有一种行之有效的波形时域分析方法。

由于脑电信号具有较为明显的频率特性,因此频域分析法已经成为脑电研究及临床应用方面的主要分析方法,在脑电信号的特征分析领域占据着重要地位[68]。脑电信号的频域分析主要是基于 EEG 各频带功率的,常用的方法有傅里叶变换以及功率谱估计等。对频谱进行分析,可以把幅度随时间变化的脑电信号变换为随频率变化的脑电功率谱图,从而直接地观察到脑电的频率成分以及各成分的相对强弱,从频域上揭示信号的节律。Rodriguez-Bermudez 等人结合功率谱密度、Hjorth 参数和自回归模型三种特征提取方法,提出了一种快速自适应脑机接口系统用于脑电信号的特征提取与分类[23]。Liu 等人利用局部特征尺度分解算法获取脑电信号特征用于分类[69]。Hettiarachchi 等人将多变量自回归模型与卡尔曼滤波相结合,提出了自适应卡尔曼滤波来估计多变量自适应自回归模型参数,其算法具有较高的估计更新速度,易于应用于在线 BCI 系统[70]。Herman 等人对功率谱密度(power spectral density,PSD)技术,连续和离散小波方法等光谱信号表示方法进行比较分析,并从中提取频带功率特征用于运动想象分类任务[71]。频域分析方法物理意义比较明确,计算简单、使用方便,且对不同信号适应性较强;但其特征信息单一,在脑电信号的意图识别中识别率不高。

时频分析法是目前应用较为广泛的脑电信号特征提取方法。时频分析法将信号的时域特性与频域特性相结合,将时域均值、频域功率谱等特征融合,以此作为特征向量[72]。相对于时域分析和频域分析这种单一种类的分析方法,时频分析法提取的特征信息更全面,具有更好的识别效果。常用的时频分析方法有小波变换、短时傅里叶变换等[73]。Aggarwal 等人利用短时傅里叶变换

(short time Fourier transform,STFT),将信号分割成重叠的时间帧,通过时间帧内的信号来表示某一时刻的信号特征[19]。Gao 等人利用小波变换,将信号分解为小波(有限谐波函数),从而解决了 STFT 时域、频域分辨率不可兼得的问题,实现了正交化[73]。该算法利用小波变换有效地检测出脑电信号中短时、低能量的瞬态脉冲,其最大的优点是采用可变的时频窗口去分析信号的不同频率成分,有效地解决传统傅立叶变换全局性变化的局限性。Ortiz 等人利用经验模态分解(empirical mode decomposition,EMD)方法,将信号分解成简单的本征模态函数(IMFs),然后将计算的功率作为特征[74]。Kevric 等人分别使用了离散小波变换、小波包分解和经验模态分解三种常用的信号处理技术对脑机接口系统中的脑电信号进行分解[75]。

空间域方法与时域方法不同,时域方法一次只能处理一个通道,而空间域方法从多个电极通道的脑电信号中通过寻找通道组合提取空间信息[72, 76]。对脑电信号的空间域分析主要是基于盲源分离(blind source separation,BSS)、偶极子(bipolar)滤波、共同平均参考(common average reference,CAR)、主成分分析(principal component analysis,PCA)[77]、独立成分分析(independent component analysis,ICA)[78]、共空间模式(common spatial pattern,CSP)[76]。其中,CSP 是运动想象脑电信号空域特征提取中广泛应用的特征提取算法之一,其性能优于频域和时频域特征[79]。空间域方法的研究大多集中在对 CSP 方法的改进与优化上。MeÈller-Gerking 等人解决了 CSP 对噪声高度敏感和在小样本设置下表现不佳的问题,提出了一个正则化 CSP 方法[79]。Ang 等人提出了滤波器组 CSP(FBCSP)算法,该算法将信号通过多个时间滤波器,并从每个波段计算 CSP 能量特征,从而解决当脑电信号没有在被试适合的频率范围内进行滤波时,CSP 的性能会受到限制的问题[80]。Novi 提出了子带公共空间格局(sub-band common spatial pattern,SBCSP)方法对子带的 CSP 特征降维,避免融合在一起进行分类产生大量的特征,从而限制性能的问题[81]。Thomas 提出了判别滤波器组 CSP(DFBCSP)方法,它利用费舍尔(Fisher)准则从多个重叠子带中选择最具判别性的子带,从而减少寻找多个子带计算 CSP 能量特征的计算成本[82]。

1.3.3　脑电信号特征分类算法的研究现状

将模式识别分类算法应用于脑电信号意图识别领域,已取得较成熟的进展[83]。对运动想象脑电信号进行特征分类的过程是将特征从特征空间映射到目标空间,最终识别受试者的运动意图。线性判别分析(LDA)[81, 84-85]、逻辑回归(logistic)分析[86]、极限学习机(ELM)[87-89]和支持向量机(SVM)[84, 86, 90]是常用于识别脑电信号的机器学习算法。基于神经网络的脑电信号分类方法具有自学习、自适应、鲁棒性和自然并行性等优点,在脑电信号分类中得到广泛应用。

Novi 等人使用 LDA 分类器对经过 SBCSP 提取的 MI-EEG 特征进行分类。Liu 等人利用滑动窗口提取 MI-EEG 的功率谱密度(PSD),并训练 LDA 分类器对其进行分类。LDA 分类器计算量较小,多用于在线 EEG 分类[91]。另外,训练数据的微小变化并不影响 LDA 的性能。但针对复杂 EEG 数据,其分类结果并不理想。She 等人将 ELM 的判别能力与稀疏表示的重构能力相结合,提出了一种分层结构框架 FDDL-ELM[88]。She 等人提出了一种基于 ELM 的分层半监督极限学习机方法[88]。Zhang 等人提出了一种基于多核 ELM 的分类算法,通过核扩展的方式避免了对隐含层输出的计算并将其嵌入内核矩阵中,从而提高脑电信号的鲁棒性[89]。ELM 分类器的训练速度更具优势,在对运动想象脑电信号进行分类识别时能够获得较高的分类精度。Toderean 等人利用支持向量机对多分辨率小波分析提取的 MI-EEG 特征进行分类[90]。Yi 等人采用三种改进的 CSP 算法提取 MI-EEG 特征,并使用 SVM 进行分类[92]。SVM 是一个正则化的分类器,具有较好的泛化性,对过度训练和维数诅咒具有鲁棒性,且易于实现,更适合于同步 BCI 系统[91]。

1.3.4　基于深度学习的脑电信号识别算法研究现状

医疗技术的提升和大数据技术的迅速发展,为运动想象脑电信号的学习和理解提供了充足和多样的脑电数据。但仅使用传统特征提取方法,不能覆盖大数据中的不同状态特征。近年来,深度学习技术凭借其高度强大和多样化的学习能力,精确深入地分析了基于运动想象的脑电信号,并揭示了其中有价值的深度特征[93-94]。

深度学习方法将特征选择、提取与分类集成一体,可以在单个处理块内完成信号识别的整个流程[95-96]。此外,它不依赖于手工设计的特征提取方法,能够对脑电信号进行稳定的自动分类,减少了对训练有素的专业人员的依赖,在实际应用中更加便捷[96-98]。在运动想象脑机接口系统中,被广泛使用的深度学习架构有卷积神经网络(convolutional neural networks,CNNs)[95, 99-100]、递归神经网络(recursive neural networks,RNNs)[101]、堆叠自动编码器(stacked auto-encoder,SAEs)[95]和深度信念网络(deep belief networks,DBNs)[102]。研究发现,深度学习优于目前其他先进技术,包括使用 CSP 特征和 SVM 的分类技术[95, 99]。

Lawhern 等人介绍了一种紧凑的卷积神经网络 EEG-Net,将深度卷积与可分离卷积相结合,构建了一个 EEG 特异性模型,并将其应用于基于脑电信号的 BCI 系统[103]。Cherloo 等人提出了一种混合尺度 CNN 结构与数据增强的方法,将其应用于脑电信号运动想象分类[104]。该方法解决了受试者间的最佳卷积尺度差异和利用 CNN 层的单一卷积尺度提取脑电信号特征导致的分类精度有限的问题。Hu 等人采用 FBCSP 算法作为一种新的包络表示方法,结合 CNN 框架对 MI 脑电信号的形态和模式进行分析[105]。Wang 等人提出了一种卷积结合 DBN 网络的结构,用于处理高维脑电数据[106]。Mza 等人利用融合空间和时频特征作为特征表征并设计了一个多视图多层次的深度信念网络来探索特征之间的互补性[107]。Lu 等人分别使用快速傅里叶变换(fast fourier transform,FFT)和小波包分解(wavelet packet decomposition,WPD)获得 EEG 记录的频率表示,然后利用频域数据对由受限玻尔兹曼机(RBM)组成的深度信念网络(DBN)进行训练[102]。

1.3.5 基于迁移学习的脑电信号解码算法研究现状

基于深度学习的脑电信号解码是根据多个受试者的脑电图数据进行训练

的,由于 EEG 数据的高维性和低信噪比[104],训练准确的分类器需要大量的标记训练数据,每次实验之前都需要对实验用户进行脑电信号采集和培训,既费时又耗力[105]。同时,由于脑电信号是非平稳的信号[106],受试者的生理、心理和外部环境等因素[107]都会对脑电信号产生影响,同一受试者在不同时间段的实验中产生的脑电信号分布也不同,将前一段时间训练的模型用于当前任务时通常效果不满意[108]。迁移学习已经成为一种使用预先训练的模型克服上述限制的有效方法。使用迁移学习,基于在相似领域中获得的先验知识来学习目标任务,并使用来自目标领域的少量数据来调整分类器。通过这种方式,学习过程只需要来自目标域的少量数据[109]。

目前迁移学习已应用于多个领域,如数据挖掘、图像识别、语言翻译、故障诊断和定位系统[110-113]。在 EEG 信号处理任务中,训练和测试数据之间的差异是巨大的,如受试者、采样时间和任务目标[114],这增加了分析的难度。迁移学习可以通过调整使模型灵活地匹配不同的个人和任务,同时根据在相似域中通过目标域中的少量数据学习的先验知识来学习目标任务,以调整分类器,降低对可用数据的要求。

Gao 等人提出了一种基于黎曼空间运动想象脑电信号迁移学习融合算法,该算法以协方差矩阵作为 EEG 数据特征,在黎曼空间中对齐源域数据和目标域数据,通过联合分布拟合方法来减少不同对象之间的数据分布差异,该算法不需要当前受试者的标记脑电样本,具有较高的分类精度[115]。Lin 等人设计了一种条件迁移学习方法,该方法在利用高斯朴素贝叶斯进行分类之前,通过目标域特征和所选源域特征的级联,促进了目标个体在广义特征空间中的正向知识转移[116]。只有当目标模型的性能不合格时,该框架才能选择进行知识转移。Zheng 等人提出了用于分类的转导参数转移,该方法包括三个主要步骤:首先使用来自每个个体的源域数据来训练多个 SVM 分类器,然后寻求回归函数以表征所述数据分布与所述源域中的对应分类器参数之间的映射,最后通过这样的映射基于目标域中的未标记数据来个性化分类器[117]。Tang 等人提出了一种具有黎曼均值(RMRA)的旋转对准域自适应方法,该方法使用协方差矩阵来表示数据特征,并通过旋转黎曼空间中的对称正定矩阵来实现数据对齐,可以解决 EEG 信号的跨会话和跨学科分类问题[118]。

很多研究者将深度学习与迁移学习结合,深度神经网络的灵活性和模型微调技术的可移植性构成了基于深度神经网络迁移学习的研究基础。Lee 等人提出了一种基于关系网络(BTRN)架构的脑机接口迁移学习方法,将迁移学习应用于高复杂度任务的 EEG 数据[119]。Bird 等人使用 MLP 和 CNN 方法在 EEG 和肌电图领域之间进行无监督迁移学习,在两个不同的生物信号域上训练的模型之间成功地进行了迁移[120]。Wei 等人提出了一种多分支深度转移网络——分离公共分离网络(SCSN),该网络基于为单个主体分离网络的特征提取器,并将最大平均差异(maximum mean discrepamey,MMD)应用于 SCSN(SCSN - MMD),以更好地对齐来自单个特征提取器的特征分布[121]。Li 等人提出了一种新的基于领域对抗性神经网络的多源迁移学习方法来进行脑电分类,来达到减少领域偏移的目的。同时构建了一个统一的多源优化框架,以进一步提高网络性能,并通过对多个源域的预测进行加权组合,得出 EEG 分类的结果[122]。Ren 等人提出了一种基于集成学习的多源实例迁移学习框架,该框架使用实例迁移方法来减少对目标域标记数据的依赖,并结合集成学习来提高情绪识别的准确性,该框架首先使用在现有标签数据上训练的基本分类器来过滤源域数据,然后将过滤后的多源域数据与现有的目标域标记数据相结合,以训练相应的分类器。对脑电信号进行解码的深度迁移学习框架,有望在脑机接口系统中得到更多的应用[123-127]。

第2章 运动想象脑电信号识别算法的相关理论

2.1 脑电信号的特点

人脑是一个复杂的中枢系统,包含了百亿个神经元细胞。它是人体内外信息存储、加工和综合处理的枢纽,神经细胞(神经元)则是完成这些任务的基本单元。不同神经元的机能不完全相同,但是它们有着接近的结构。一个神经元一般由细胞体及从它发出的几个树突和一个轴突(神经纤维)组成,如图 2.1 所示。从细胞体伸出的树突主要负责接收突触的输入并把信号传给细胞体。轴突起源于细胞体,主要负责动作电位的传递,并通过突触与其他神经元相连接,经由这种连接,信号就从一个神经元的轴突传递到另一个神经元的树突。

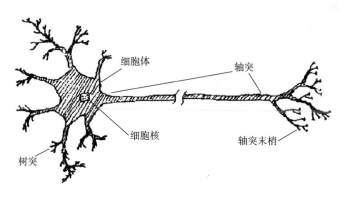

图 2.1　神经元结构

大脑神经细胞之间就是以这种神经电信号的方式相互传递信息,大脑中包含的百亿个神经细胞分布在大脑皮质中,而每个神经细胞又与万个其他神经细胞连接,最终形成极其复杂的大脑神经细胞网络系统。当人体进行大脑思维活动时,神经元细胞就会在神经系统中产生微弱的电流,当大量神经元细胞同步放电时,可以在头皮上检测到微弱的脑电信号[128]。脑电是脑神经细胞的电生理活动在头皮表面和大脑皮层上所表现的生物电现象,根据不同的采集位置可将其分为头皮脑电 EEG 和皮层脑电 ECoG,如图 2.2 所示。

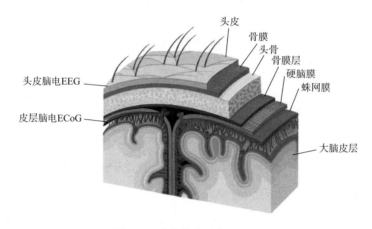

图 2.2 脑电信号采集位置图

根据大脑各部分神经元的成分和机能不同,可将头皮脑电分为多个不同的区域,如图 2.3 和图 2.4 所示,分别为额叶区、颞叶区、中央区、顶区、枕叶区和小脑[129]。各区域分别负责处理不同的信息来完成相应的功能,这些区域中与运动想象相关的区域主要有感觉中枢和运动中枢[130]。

按照脑电信号的产生方式分类,将其分为自发脑电和诱发脑电[131]。

(1)自发脑电。由于大脑皮层的神经元具有生物电活动,因此经常伴有持续的节律性电位改变。运动想象脑电信号 MI-EEG 和慢皮层电位 SCP 属于自发脑电,由大脑思维或者认知过程自发产生,不需要外部条件刺激,但需要对受试者进行大量训练。

(2)诱发脑电。当外界赋予大脑某种特定刺激,并使其作用于感觉系统或运动系统时,给予刺激或撤去刺激均能引起中枢神经系统中产生可测出的电位变化。

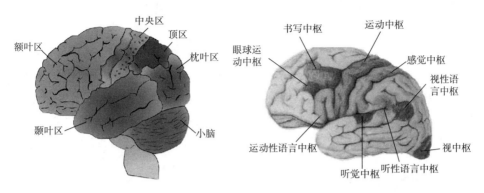

图 2.3　大脑各功能分区　　　　　　图 2.4　大脑功能分区图

　　运动想象作为一种自发式脑电信号,是用户身体某部位实际产生动作或者想象动作发生时,在大脑不同运动皮层区域产生的信号。该信号在特定的频带发生能量的衰减和增大,通过识别这种变化可以解码大脑的动作意图,从而控制外部设备进行相应的动作。由于运动想象脑电信号的产生不需要外部的刺激,由人的意愿自发产生,与人的运动控制习惯更加吻合,因此运动想象信号比较容易产生和调控,是当前相关领域研究的热点。

　　运动想象 EEG 信号作为一种特殊的生物电信号,反映了大脑内部功能活动,具有其自身的特点,主要表现在以下几个方面。

　　(1)信号微弱。EEG 信号幅值微弱,一般仅有 $50\mu V$ 左右,最高不超过 $100\mu V$。频率范围在 $1\sim 30Hz$。

　　(2)信噪比低。EEG 信号的信噪比往往较低,这是由于它包含了大量的干扰成分。这些噪声的主要来源是肌肉、眼电、工频与电磁干扰等。这些伪迹信号的频谱与 EEG 信号的频谱高度混叠,对信号的采集、传输及处理都造成一定的难度。

　　(3)频域特征突出。由于采集到的大脑头皮上的电位并不是单一神经元细胞电位的变化,而是由大量神经元活动产生的,因此脑电信号由各种不同频率的信号叠加而成[68],具有很强的节律性,一般处于 $0\sim 50Hz$ 的低频区域。根据脑电信号的不同频率,可将其分为 δ 波($0.5\sim 4Hz$)、θ 波($4\sim 7Hz$)、μ 波(8~

15Hz)、β 波(16~30Hz)和 γ 波(31~45Hz)[62]。表 2.1 中展示了不同频带的脑电信号的节律特点,其中运动想象脑电信号主要出现在 8~30Hz 频带。

表 2.1　脑电信号各节律特点

频带	频率/Hz	信号发生
δ	<4	慢波,发生在婴儿期
θ	4~7	比 δ 波高,幼童的波动更大,青少年和成人休息时
μ	8~15	休息、闭眼、静止状态
β	16~30	集中思维、注意力、高度警惕、焦虑
γ	>31	两种不同的感觉结合时,如边读边写

(4)非平稳性与随机性。EEG 信号具有较强的随机性,这是由于影响脑电信号的因素众多,且它的产生是众多神经元之间信息传递并相互作用的结果,仅能借助大量统计结果和处理技术检测并估计它的特性。同时,由于诱使脑电信号产生的生理因素较易受到外界环境的影响且处于时刻变化的状态,因此 EEG 信号也具有较强的非平稳性。

(5)非线性。EEG 信号具有非线性特征,这是由人脑复杂的协调及适应机制决定的,因此如何减少非线性引起的误差也是 EEG 信号处理中需要关注的问题。

(6)信号维度间关联性。EEG 信号一般是由多电极检测到的多通道信号,能够全面地反映大脑皮层各个区域的电位变化。在各通道脑电信号之间,往往存在着非常重要的互信息,且耦合性很强。

2.2　脑电信号的预处理

脑电信号在采集过程中会受到各种噪声的干扰,如眼电、肌电、心电以及设备的电磁干扰等,使其具有背景噪声强、信号微弱、不平稳等特点。预处理利用滤波器对这样的原始信号进行处理,以消除这些噪声和伪迹,达到提高信噪比、保障后续处理有效性和可靠性的目的。

2.2.1　插值坏导

在脑电信号的采集过程中,由于实验操作原因,当电极没有被正确地放置在头皮上时,传感器不能准确地收集大脑神经生理信息,这些导联被称为坏导。这一情况在高密度的脑电采集设备中非常常见。出现坏导的原因包括通道故障、电极错放或与头皮接触不良、电极间出现串联以及通道饱和。在进行后续数据分析之前,需要找出并去除这些问题导联,以免影响下一步分析。但直接剔除坏导会减少数据中的通道数量,使脑电信号矩阵发生变化。另外,为不同的被试剔除坏导,会导致该被试的有效通道数量与其他被试不同。同时,剔除过多的坏导也会损失一部分数据,这会减少有效的通道数量,不利于后续分析。因此,需要根据正常导联的数据对坏导数据进行插值修复。

球面曲线法是常用的插值方法。首先,将所有导联一起投射到一个单位球上。然后,计算将 N 个正常导联映射到 M 个坏导的映射矩阵。接着,利用该矩阵来计算插值。所用的导联数越多,估计的插值越准确。然而,插值修复的坏导将不再独立,它的信号是其他导联信号的加权和,不再是独立的导联数据,这会降低脑电图的空间分辨率。在实际的操作中,可以直接剔除始终被标记为坏导的数据,其余坏导的数据可进行插值修复。

2.2.2　剔除坏段

对脑电数据进行采集时,在某些分段试次会存在明显的伪迹,如被试者闭眼超过几百毫秒,或由于疲倦而没有专注于任务等。肌电伪迹也是其中的一种,主要集中在 15~40Hz,振幅相对较大,常见于靠近脸部、脖子和耳朵附近的电极。肌电伪迹的存在说明被试者可能没有专注于当前的实验任务。当感兴趣的数据包含 15Hz 以上的高频数据时,需要在预处理阶段剔除被肌电伪迹污染的坏段。除了剔除被伪迹污染的坏段外,有时也会剔除那些受试者产生错误反应的试次。受试者的错误反应不仅会直接影响其进行运动想象任务时的表现,而且会影响其大脑活动。在某些情况下,甚至会剔除那些受试者反应太慢或太快的时段,这是由于他们可能在这些时段中没有专注于实验任务。以上这些伪迹都会对后续分析造成影响,因此在脑电信号的研究中,一般会预先剔除这些被伪迹污染的坏段。

由于坏段波形的波动较强,导致其对事件诱发响应的影响较大。同时,坏段剔除过程较难重复,且不同操作者的剔除标准可能有所不同,增加了剔除坏段的难度。Delorme 等研究了一种通过比较脑电的峰间差值自动剔除坏段的方法,若峰间差值超过预设值,该时段可被视为坏段,并被剔除[132]。从操作者的角度来看,这种方法易于理解和应用。然而,采用这种自动剔除的方法,可能会剔除大量数据,从而降低平均诱发电位的信噪比。在交互界面中直接观察脑电数据并手动剔除坏段也是一种常用于坏段剔除的方法。手动剔除可以更直观地观测采集到的脑电数据,根据后续处理的需要,精准剔除与识别任务试次无关的坏段,极大地保留了原始信号中的重要信息。因此,本文中采用手动剔除坏段的方法,剔除脑电数据中较大的伪迹和明显的异常。

2.2.3 基于独立成分分析的伪迹去除

独立成分分析(ICA)是一种从多元统计数据中寻找潜在因子或成分的计算方法。它以非高斯信号为研究对象,从线性混合信号里恢复出一些基本的源信号[133]。1994 年,Comon 首次明确了独立成分分析的概念,提出了利用高阶累积量构造算法的目标函数,通过使目标函数达到最大值消除观测信号中的高阶统计关联,从而得出一种自适应求取分离矩阵的方法,使得在线进行盲源信号分离成为可能[134]。该算法早期常被广泛应用于音频分离,现已成为多通道脑电信号预处理领域的关键技术。

在 BCI 系统中,由电极端采集到的脑电原始数据可以被看作信号和伪迹的总和,这些伪迹可能包括心电、眼电、肌电以及其他干扰源所产生的伪迹[135]。由于这些伪迹相关的独立成分具有较为典型的特征,因此可以认为信号和伪迹是彼此独立的,可以利用 ICA 方法将它们分离开来。

基于 ICA 算法实现脑电信号中伪迹的去除,一般是通过线性基础变换估计源成分,然后从观测信号中去除眼电伪迹源对各个导联的影响,其处理过程如图 2.5 所示。

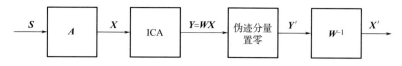

图 2.5　ICA 伪迹去除过程

假设 $\boldsymbol{X} = [x_1, x_2, x_3, \cdots, x_N]^{\mathrm{T}}$ 为采集的具有 N 个通道的脑电观测信号,其中 $x_i(i=1,2,\cdots,N)$ 为各通道时间序列,其值是每个采样点记录的电压幅值,它们由独立矩阵 $\boldsymbol{S}$ 中包含的 N 个独立成分 $s_1, s_2, \cdots, s_n$ 混合而成,表示为:

$$x_i = a_1 s_1 + a_2 s_2 + a_3 s_3 + \cdots + a_n s_n \tag{2.1}$$

矩阵 $\boldsymbol{A}$ 表示为混合矩阵:

$$\boldsymbol{A} = \begin{bmatrix} a_1 & a_2 & a_3 & \cdots & a_n \end{bmatrix}^{\mathrm{T}} \tag{2.2}$$

应用 ICA 算法对脑电数据 $\boldsymbol{X}$ 进行处理,将得到 N 个独立成分 $\boldsymbol{S}$ 和混合矩阵 $\boldsymbol{A}$。独立成分的每一行数据代表着原始信号通过空间滤波后随时间变化的情况,提供了独立成分在时间和空间上的属性。通过构建解混矩阵 $\boldsymbol{W}$,将观测信号 $\boldsymbol{X}$ 转换为近似独立源 $\boldsymbol{Y}$。其中观测信号 $\boldsymbol{X}$ 为已知,其余参数为未知。它们之间的关系表示为:

$$\boldsymbol{Y} = \boldsymbol{WX} = \boldsymbol{WAS} \tag{2.3}$$

$$\boldsymbol{A} = \mathrm{inv}(\boldsymbol{W}) \tag{2.4}$$

$\boldsymbol{Y}$ 是源信号 $\boldsymbol{S}$ 的估计,它的每一行代表一个成分,每一列代表一个采样点。它的每个分量由观测信号 $\boldsymbol{X}$ 线性组合而成,组合系数对应为解混矩阵 $\boldsymbol{W}$ 中行向量的各个元素。

ICA 算法的关键是找到一个线性映射 $\boldsymbol{W}$,利用 $\boldsymbol{X}' = \boldsymbol{W}^{-1} \boldsymbol{Y}'$ 得到 $\boldsymbol{X}$ 的估计源向量 $\boldsymbol{X}'$,以实现所有成分的最大时间独立性。为此,需要选择一个合适的代价函数,并应用优化算法通过分析 $\boldsymbol{X}$ 来学习 $\boldsymbol{W}$,将隐藏在观测数据 $\boldsymbol{X}$ 中的原始独

立信号源分离出来。一般采用 Infomax 学习算法对 $\boldsymbol{W}$ 进行学习。将近似源的熵作为目标函数,使用自然梯度法进行迭代计算,如下式所示:

$$\Delta \boldsymbol{W} = \mu \left[\boldsymbol{I} - 2\tanh(\boldsymbol{Y}) \boldsymbol{Y}^{\mathrm{T}} \right] \boldsymbol{W} \qquad (2.5)$$

其中,μ 是学习率。由于该算法仅适用于超高斯分布源的分离,而眨眼伪影和电力线噪声信号大多呈亚高斯分布。因此,为了找到既适用于超高斯信号又适用于亚高斯信号的学习规则,选择了扩展 Infomax 算法,如下式所示:

$$\Delta \boldsymbol{W} = \mu \left[\boldsymbol{I} - \boldsymbol{K}\tanh(\boldsymbol{Y}) \boldsymbol{Y}^{\mathrm{T}} - \boldsymbol{Y}\boldsymbol{Y}^{\mathrm{T}} \right] \boldsymbol{W} \qquad (2.6)$$

$$k_{ii} = 1(\text{supergaussian}), k_{ii} = -1(\text{subgaussian}) \qquad (2.7)$$

其中,k_{ii} 是对角矩阵 $\boldsymbol{K}$ 的元素。扩展 Infomax 算法使用参数 k_{ii} 在子高斯和超高斯学习规则之间进行切换。

利用脑电信号的先验知识,从时域和空间分布模式对独立源 $\boldsymbol{Y}$ 进行分析,从中确定伪迹分量。通过将伪迹信号分量置零,利用解混矩阵的逆矩阵 $\boldsymbol{W}^{-1}$ 将各独立成分映射回对应电极,得到真实的 EEG 数据。

2.3 基于运动想象的脑电信号识别算法

经过预处理后的脑电信号去除了信号中包含的来自外部和人体自身的伪迹噪声,但还需进一步提取脑电信号中的特征,并通过分类算法才能准确有效地获得信号中的运动意图。本节介绍了几种常用的运动想象脑电信号识别算法,并将其应用于本文研究。

2.3.1 小波变换

小波变换(wavelet transform,WT)是一种典型的时频域分析方法,相对于傅里叶变换更适用于信号处理。与傅里叶变换相比,小波变换同时兼备了时域和频域的特性,它继承和发展了短时傅里叶变换的局部化思想,并且克服了其窗口大小不能随频率变化而变化的缺陷。小波变换不仅可以改变窗口的大小和形状,还可以在多个尺度上进行分解投影,具备了多分辨率、解相关和选基灵活等特性,能够更好地对信号进行表示。

小波变换的主要函数是小波基函数,它可以将有限时间序列表示为一系列小波函数的叠加,具有局部性、不规则性和不对称性的特点。对于任意 $L^2(R)$ 空间中的时间序列 $x(t)$,假设小波基函数 $\psi(t) \in L^2(R)$ 且时间范围内积分为 0,将小波基函数在不同尺度 a 下平移 τ,并与分析信号 $x(t)$ 相乘,得到伸缩平移变换后的结果。其连续小波变换(continuous wavelet transform, CWT)公式可写为:

$$\text{CWT}(a, \tau) = \langle x(t), \psi_{a,\tau}(t) \rangle = \frac{1}{\sqrt{a}} \int_{-\infty}^{+\infty} x(t) \psi^* \left(\frac{t - \tau}{a} \right) \mathrm{d}t \quad (a > 0) \quad (2.8)$$

$$\psi_{a,\tau}(t) = \frac{1}{\sqrt{a}} \psi \left(\frac{t - \tau}{a} \right) \quad (2.9)$$

其中,$\text{CWT}(a, \tau)$ 为小波变换系数;a 与 τ 分别表示尺度因子和平移因子。小波变换中,尺度因子控制小波 $w(a, \tau)$ 窗口宽度,决定了对信号进行整体或局部观察,通过调整尺度因子的大小能够得到多分辨率特征。在连续小波变换中,a 和 τ 都是连续变化的,从式(2.8)中可以看出,连续小波变换需要对信号进行积分运算。考虑到尺度因子和平移因子的计算负担,分解过程中会造成信息冗余。因此,在使用小波变换时,通常在时域和频域内对小波进行离散化,称为离散小波变换(discrete wavelet transform, DWT)。

$$\begin{cases} a = a_0^j \\ \tau = k\tau_0 a_0^j \end{cases} \quad (a_0 > 1; \tau_0 \neq 0; \quad j, k \in Z) \quad (2.10)$$

离散小波变换采用离散化的尺度和平移因子,如式(2.10)所示,大量减少了计算量。其中,j 表示分解级数;k 表示整数参数。

将式(2.9)所示的小波基函数 $\psi(t)$ 离散化,可表示为:

$$\psi_{j,k}(t) = \frac{1}{\sqrt{a_0^j}} \psi \left(\frac{t - k\tau_0 a_0^j}{a_0^j} \right) = a_0^{-\frac{j}{2}} \psi \left(a_0^{-j} t - k\tau_0 \right) \quad (2.11)$$

一般利用二进制小波,取 $a_0 = 2, \tau_0 = 1$,则 $a = 2^j, \tau = k2^j$。式(2.11)变为:

$$\psi_{j,k}(t) = \frac{1}{\sqrt{2^j}} \psi\left(\frac{t - k2^j}{2^j}\right) = 2^{-\frac{j}{2}} \psi(2^{-j}t - k) \qquad (2.12)$$

据此,离散小波变换可以表示为:

$$\mathrm{DWT}(j,k) = \langle x(t), \psi_{j,k}(t) \rangle = \int x(t) \psi_{j,k}^*(t)\,\mathrm{d}t \qquad (2.13)$$

DWT 在时域和频域都具有良好的局部特征表达能力,利用其大小相同、形状可变的时间窗和频率窗可以实现对信号的多分辨率分析,从而更好地提取信号中的瞬态变化和异常。

2.3.2 主成分分析

主成分分析方法(principal component analysis, PCA)是一种常见的数据分析方式,它通过分析主成分突显特征的最大差异,发现更便于理解的特征,被广泛应用于高维数据的降维和提取数据的主要特征分量[136]。

针对大型数据集,PCA 已被证明能够在特征提取和特征降维方面取得良好的效果。它的主要思想是对存在大量相互关联变量的数据集进行降维,同时尽可能地保留数据集中的固有信息。通过计算输入数据的协方差矩阵,得到其特征值与特征向量,选择最大的 k 个特征值所对应的特征向量组成矩阵,将输入数据转换到新的空间中。PCA 通过将输入数据转换为不相关且按显著性排序的新变量,使转换后的前几个变量保留了原始数据中的大部分变化,以此实现数据特征的降维,提高计算效率[137]。

当给定一组输入向量:

$$\boldsymbol{x}_t(t = 1, \cdots, l; \quad \sum_{t=1}^{l} x(t) = 0) \qquad (2.14)$$

其中,$\boldsymbol{x}_t \in \mathbb{R}^m$。

$$\boldsymbol{x}_t = (x_t(1), x_t(2), \cdots, x_t(m))^{\mathrm{T}} \quad (m < l) \qquad (2.15)$$

通过下式,PCA 线性地把每个向量 $\boldsymbol{x}_t$ 转换成一个新的 $\boldsymbol{s}_t$。

$$\boldsymbol{s}_t = \boldsymbol{U}^{\mathrm{T}} \boldsymbol{x}_t \qquad (2.16)$$

其中,$\boldsymbol{U}$ 是 $m \times m$ 的正交矩阵,它的第 i 列 u_i 是样本协方差矩阵 $\boldsymbol{C}$ 的第 i 个

特征向量。

$$C = \frac{1}{l}\sum_{t=1}^{l}\boldsymbol{x}_t\boldsymbol{x}_t^{\mathrm{T}} \tag{2.17}$$

由此可知：

$$\lambda_i\boldsymbol{u}_i = \boldsymbol{C}\boldsymbol{u}_i \quad (i=1,\cdots,m) \tag{2.18}$$

其中，λ_i 是 $\boldsymbol{C}$ 的特征值之一；$\boldsymbol{u}_i$ 是对应的特征向量。根据估计的 $\boldsymbol{u}_i$，利用 $\boldsymbol{x}_t$ 的正交变换，计算 $\boldsymbol{s}_t$ 分量：

$$\boldsymbol{s}_t(i) = \boldsymbol{u}_i^{\mathrm{T}}\boldsymbol{x}_t \quad (i=1,\cdots,m) \tag{2.19}$$

通过对特征值降序排列，选取前几个特征值对应的特征向量，可以减少 $\boldsymbol{s}_t$ 中主成分的数量。将通过 PCA 分析后的新成分作为该输入数据的主成分，降低了输入数据的原有维度。

2.3.3　支持向量机

对运动想象脑电信号特征向量进行分类，是识别 MI-EEG 任务中不可或缺的一个重要环节。它能够根据不同运动意图使脑电活动产生的不同响应特性，确定运动意图类型与特征信号之间的关系。

目前应用于脑电研究领域的常用分类器有：贝叶斯(Bayesian)分类器、K 近邻法(KNN)、线性判别分析(LDA)、人工神经网络(artificial neural network，ANN)、支持向量机(SVM)等。SVM 是一种基于小样本的分类学习方法，无须使用大量数据建模即可对多种数据进行分类，且泛化能力强、运行速度快、分类准确率较高，适用于脑电信号意图识别的研究[138]。

SVM 的基本思想是构造一个超平面，使两类数据间隔最大化，以此分离两类特征数据。如图 2.6 所示，H 为支持向量机找寻的最优分类面，H_1 和 H_2 是与最优平面

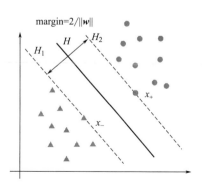

图 2.6　SVM 模型分类示意图

H 平行的两个平面,它们距离两类样本点最近且距离最优平面 H 的距离相等。其中,经过 H_1 和 H_2 的所有样本点被称为支持向量。

假设数据样本集为 (x_i, y_i) ,其中 $i = 1, 2, \cdots, n, x \in R^d, y_i$ 为类别标号, $y_i \in \{+1, -1\}$ 。那么分类超平面 H 可通过线性方程来描述,如下所示:

$$\boldsymbol{w} \cdot x + \boldsymbol{b} = 0 \tag{2.20}$$

其中, $\boldsymbol{w} = (w_1, w_2, \cdots, w_n)$ 为法向量,代表了最优平面 H 的方向; $\boldsymbol{b}$ 为位移项,代表了最优平面 H 与原点之间的距离。

那么平面中任意点 x 到最优平面的距离可表示为:

$$r = \frac{|\boldsymbol{w}^{\mathrm{T}} x + \boldsymbol{b}|}{\|\boldsymbol{w}\|} \tag{2.21}$$

其中, $\|\cdot\|$ 表示 L2 范数。

于是, $\boldsymbol{y}_i$ 满足:

$$\begin{cases} \boldsymbol{w}^{\mathrm{T}} \boldsymbol{x}_i + \boldsymbol{b} \geq +1, & \boldsymbol{y}_i = +1 \\ \boldsymbol{w}^{\mathrm{T}} \boldsymbol{x}_i + \boldsymbol{b} \leq -1, & \boldsymbol{y}_i = -1 \end{cases} \Leftrightarrow \boldsymbol{y}_i(\boldsymbol{w}^{\mathrm{T}} \boldsymbol{x}_i + \boldsymbol{b}) - 1 \geq 0 \tag{2.22}$$

根据式(2.22)可以计算出,两类样本的支持向量到最优平面的距离之和为:

$$\boldsymbol{r} = \frac{2}{\|\boldsymbol{w}\|} \tag{2.23}$$

根据拉格朗日函数,可得到:

$$f(x) = \boldsymbol{w}^{\mathrm{T}} x + \boldsymbol{b} = \sum_{i=1}^{m} \alpha_i \boldsymbol{y}_i \boldsymbol{x}_i^{\mathrm{T}} x + \boldsymbol{b} \tag{2.24}$$

其中, $\boldsymbol{\alpha}_i = (\alpha_1, \alpha_2, \cdots, \alpha_m)$,且 $\alpha_i \geq 0$; $\boldsymbol{b}$ 可根据满足 $(\boldsymbol{w}^{\mathrm{T}} \boldsymbol{x}_i + \boldsymbol{b}) - 1 = 0$, $(\boldsymbol{w}^{\mathrm{T}} \boldsymbol{x}_i + \boldsymbol{b}) + 1 = 0$ 的样本点求得。

由此,可得到代表超平面的多项式表达,并利用该超平面对特征数据进行分类。

2.3.4 卷积神经网络

卷积神经网络(CNN)是典型的深度学习体系结构,它包含卷积计算,是具有深度结构的前馈神经网络(feedforward neural networks, FNN)。它可以处理不同类型的输入,包括音频、图像、视频和生物电信号等,且无须人工参与自动提取特征,相对于神经网络占有一定的优势。

如图 2.7 所示,CNN 结构包括:输入层、卷积层、池化层、全连接层和输出层。CNN 的具体结构细节如下:

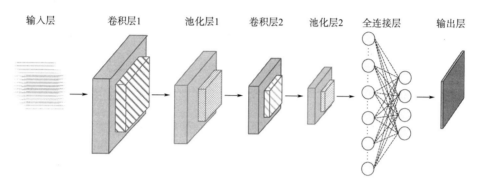

图 2.7　CNN 结构图

(1)卷积层。卷积层是 CNN 的核心部分,每层卷积层由若干卷积单元组成,每个卷积单元的参数都是通过反向传播算法优化得到的。如图 2.8 所示,后一层卷积层中的每个神经元仅与前一层中一个小矩形区域内的神经元相连接。其中,单个卷积层的结构是 2D 的,这使其更容易接收输入数据。

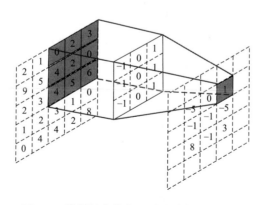

图 2.8　卷积核在卷积区域移动并进行卷积

对于连续信号,卷积为表征函数 f 和 g 经过翻转平移后,再将它们重叠部分的函数值乘积对重叠长度积分。其定义为:

$$(f*g)(n) = \int_{-\infty}^{\infty} f(\tau)g(n-\tau)\mathrm{d}\tau \qquad (2.25)$$

其中,符号" $*$ "代表卷积运算。其离散形式为:

$$(f*g)(n) = \sum_{-\infty}^{\infty} f(\tau)g(n-\tau) \qquad (2.26)$$

(2)池化层。池化层又称子采样层,它的作用是选择网络中的特征以此降低特征数量。在网络中,可以通过调节池化步长 s 实现特征图的高宽成倍缩小,从而降低网络的参数量,减少计算消耗。经过池化后输出数据的宽度和高度分别如下式所示:

$$\begin{cases} W_{output} = \mathrm{floor}\left(\dfrac{I_W - k}{s} + 1\right) \\ H_{output} = \mathrm{floor}\left(\dfrac{I_H - k}{s} + 1\right) \end{cases} \qquad (2.27)$$

其中, $I_W \times I_H$ 为输入图像的尺寸;池化核尺寸为 $k \times k$;池化步长为 s。

常用的池化方法有:

① 最大池化(max pooling)。从局部相关元素集中选取最大的一个元素值并输出到下一层。其表达式为:

$$y_{i,j} = \max_{u \in [1,h], v \in [1,w]} \{x_{i+u-1, j+v-1}\} \qquad (2.28)$$

② 平均池化(average pooling)。在局部相关区域的元素集中计算平均值并返回。其表达式为:

$$y_{i,j} = \underset{u \in [1,h], v \in [1,w]}{\mathrm{average}} \{x_{i+u-1, j+v-1}\} \qquad (2.29)$$

(3)激活层。卷积神经网络的激活层,又称为非线性映射层,常用于实现网络的非线性表达,增强网络的映射能力。在激活层中,实现非线性映射的函数被称为激活函数,其具有一定的非线性与可微性。典型的非线性激活函数有Sigmoid 函数、tanh 函数、ReLU 函数等,其中 Sigmoid 函数与 tanh 函数常见于全连接层,ReLU 常被用于卷积层。这里,对 ReLU 进行详细介绍。

ReLU 通常被称为修正线性单元或线性整流函数,是一个分段函数,它的训练速度是 tanh 函数的六倍。其数学表达式为:

$$\text{rectifier}(x) = \begin{cases} x, & x \geqslant 0 \\ 0, & \text{其他} \end{cases} \tag{2.30}$$

由式(2.30)可以看出,当输入数据 $x \geqslant 0$ 时,ReLU 函数的输出依旧为 x,不做任何处理;而当输入数据 $x < 0$ 时,ReLU 函数将其抑制为 0 并输出。可以看出,该激活函数实现的是对输入数据的稀疏表示。通过该方式,网络能够在学习过程中抑制噪声信号和非感兴趣信息,能够克服 Sigmoid 函数和 tanh 函数的梯度消失问题,并极大地节省了运算时间。

(4)批归一化。批归一化(batch normalization,BN)是一个对深度神经网络各层之间数据批量归一化的方法。它对网络中某一节点的输出进行处理,使各层数据无线接近于均值为 0,方差为 1 的正态分布,从而使网络训练过程中各层梯度变化趋于稳定,达到缓解梯度消失或爆炸现象,加快模型收敛速度的目的。因此,BN 已经成为几乎所有卷积神经网络训练时的必要过程。

在批归一化过程中,首先计算批量样本 $B = (x_1, x_2, \cdots, x_m)$ 的均值、方差,并对样本数据归一化处理,如下式所示:

$$\mu_B = \frac{1}{m} \sum_{i=1}^{m} x_i \tag{2.31}$$

$$\sigma_B^2 = \frac{1}{m} \sum_{i=1}^{m} (x_i - \mu_B)^2 \tag{2.32}$$

$$\hat{x}_i = \frac{x_i - \mu_B}{\sqrt{\sigma_B^2 + \varepsilon}} \tag{2.33}$$

接着,为增强网络表达能力,利用尺度参数 γ 和偏移参数 β 对批归一化后的数据进行缩放和平移,如下式所示:

$$y_i = \gamma \odot \hat{x}_i + \beta \equiv BN_{\gamma, \beta}(x_i) \tag{2.34}$$

在测试过程中,为了使网络的输出仅与输入相关,可以使用批量训练样本 B 的均值和方差来估计测试数据的期望与方差:

$$E[x] = E_B[\mu_B] \tag{2.35}$$

$$\text{Var}[x] = \frac{m}{m-1}E_B[\sigma_B^2] \tag{2.36}$$

因此，对于测试样本，有如下输出：

$$y_t = \gamma \odot \frac{x_t - E[x]}{\sqrt{\text{Var}[x] + \varepsilon}} + \beta \tag{2.37}$$

（5）Dropout。Dropout 是一种适用性强且计算简便的正则化方式，其通过一定概率随机丢弃某些隐神经元或连接，使网络不易过拟合，从而提高网络的泛化性。在卷积神经网络中，Dropout 通常被用于筛选通道维度，在向前传播时随机关闭节点，从而避免权重收敛到相同的位置。完成之后，它会再次打开所有节点并进行反向传播。这使得其在打破互相适应现象的同时，不减少网络的表达能力。

（6）全连接层。全连接层（fully connected layer，FC）是一个简单的两层全连接网络，其每个神经元与前后相邻层的每一个神经元都有连接关系，如图 2.9 所示。其中，输入 x 为特征，输出 y 为预测的结果。其核心操作就是矩阵向量乘积 $y = wx$，其中，w 为输入与输出间连接的权值。

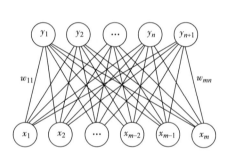

图 2.9　全连接层

在卷积神经网络中，常使用全连接层对网络输出与一维标签进行比较。其一般出现在网络的最后一层，它能够将卷积得到的二维特征矩阵转化为一维的分类信息，起到分类器的作用。

（7）Softmax。在深度学习中，批归一化指数函数 Softmax 是一个常用且重要的函数，在多分类场景中被广泛使用。它是二分类函数 Sigmoid 在多分类问题上的推广，目的是将多分类的结果以概率的形式展现出来。它将多个神经元的输出映射到[0,1]区间内，并且通过归一化保证其概率和为 1，与多分类的概率

之和相等。通过 Softmax 层,可以得到样本归属不同种类的概率分布问题。关于 Softmax 函数的定义如下所示:

$$S_i = \frac{e^{V_i}}{\sum_i^C e^{V_i}}$$
(2.38)

其中,V_i 是分类器前级单元的输出;i 表示类别索引,总的类别个数为 C;S_i 表示当前元素的指数与所有元素指数和的比值。Softmax 将多分类的输出数值转化为相对概率,更容易理解和比较。

(8)损失函数。在机器学习中,损失函数(loss function)常用于来度量模型预测值 $f(x)$ 与真实值 Y 之间的差异。它是一个非负实值函数,通常使用 $\mathcal{L}(Y, f(x))$ 来表示。损失函数值越小,模型的鲁棒性越好。常见的损失函数有均方误差损失函数(mean squared error,MSE)、指数损失函数(exponential loss)、对数损失函数(log loss)、对数似然损失函数(log-likelihood loss)、交叉熵损失函数(cross entropy loss)等。对于本文待解决的多分类 MI-EEG 问题,一般选取交叉熵作为网络的损失函数。

交叉熵损失函数主要用于度量两个概率分布间的差异性信息,其数学表达式记为:

$$\mathcal{L}_{\text{CrossEntropy}} = -\frac{1}{m} \sum_{i=1}^{m} \sum_{j=1}^{C} y_i^j \log(p_i^j)$$
(2.39)

其中,p_i^j 表示经过 Softmax 函数的网络输出结果中第 j 个元素值,其样本类别数为 C;y_i 表示样本的真实标记;m 表示该批次中的样本个数。

交叉熵损失函数首先将特征向量 x_i 中的各个分量映射为 0~1 间的实数,并进行归一化处理,保证它们的和为 1。也就是通过指数变换,将网络输出的特征向量 x_i 转换为概率的形式。其次,计算输出的特征向量 x_i 和样本真实标签 y_i 的交叉熵,将其作为评判依据。最后,求得当前批量中 m 个小样本的预测标签与真实标签的交叉熵平均值,将其作为模型的损失函数。

2.4 本章小结

本章首先介绍了脑电信号的产生过程和复杂特性。然后，基于脑电信号的先验知识介绍了本文采用的预处理方法，包括插值坏道、剔除坏段和 ICA 伪迹去除算法。最后介绍了一些常用的脑电信号特征提取与分类算法，包括小波变换、主成分分析、支持向量机与卷积神经网络。这些算法已被广泛应用于运动想象脑电信号的研究。通过本章介绍的算法，深入了解脑电信号的解码方式，为本文的后续研究奠定理论基础。

第3章 基于 MMD 和 P 阈值优化的 EEG 通道选择算法

3.1 引言

在采集运动想象脑电信号时,为了获取更丰富的运动相关信息,通常将多个电极装置放置于头皮的不同位置获取多通道脑电信号。针对多通道脑电信号进行分类时,一般采用所有通道数据集或基于运动生理学知识选取的通道数据集。尽管运动生理学相关通道与运动想象任务密切相关,但由于其通道数量较少,很难获得理想的分类结果。另外,每个通道的脑电数据都可能包含噪声和冗余信号,选择所有通道的数据集进行分析会导致分类过程耗时较长,增加计算的复杂度,降低系统的分类性能。因此,如何去除无关和带有噪声的通道,选取最具代表性的通道组合,将直接影响脑电信号的数据处理速度与分类精度。

针对运动想象脑电信号的多通道数据问题,通道选择逐渐受到研究者们的关注,选取与数据集匹配的评价指标是通道选择的首要任务。费舍尔准则[49](Fisher discriminant criteria,FDC)、互信息[139-140](mutual information,MI)、黎曼距离[141](Riemannian distance,RD)、瑞利系数[51](Rayleigh coefficient,RC)是常用于通道选择的评价标准。使用这些独立评价标准的通道选择算法不涉及任何分类过程,而是通过数据自身的内在特征评估所选通道的贡献度,具有速度快、扩展性强、独立于分类器的优点。但仅根据这些独立评价指标对各通道脑电信号单独排序,忽略了多个通道配置特征对目标类别的联合影响。

针对上述问题,本章引入了一种全新的通道贡献度评价指标,并考虑了各通道间的联合效应,提出了一种应用于运动想象脑电信号的最优通道组合选择算法 P-MMD(P value optimized MMD)。该算法采用脑电信号各通道间的 MMD 构建通道贡献度,并利用 MMD 评分初步筛选通道组合集,再根据各通道数据联合作用下的分类贡献度调整所选通道的排列顺序,由此获得对分类任务最具代表性的通道组合。在减少所选通道数量且提高计算效率的情况下,不显著降低所选数据集的分类精度,提高系统的识别性能。

3.2 P-MMD 脑电信号通道选择算法

P-MMD 是对脑电信号进行通道筛选与组合的通道选择算法。该算法基于 MMD、CSP 和 SVM 对多通道脑电信号的通道组合方式进行优化,方法流程如图 3.1 所示。

首先,利用 MMD 为经过 8～30Hz 带通滤波后的脑电信号的每个通道赋予通道贡献度;其次,根据通道贡献度的大小筛选通道组合;再次,采用 CSP 算法提取所选择通道组合的脑电信号特征;最后,利用支持向量机计算各通道的相对权重 P,并基于阈值 P 对所选通道组合进行优化。

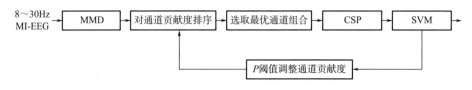

图 3.1 MMD 通道选择流程图

3.2.1 最大平均差异

MMD 是一个用于分析和比较数据分布的算法,被广泛应用于测量不同域之间的分布差异[142-143]。本章算法提出将 MMD 作为脑电信号通道数据分布的评价指标,根据各通道间的分布差异选取最优通道组合。

假设 $\mathcal{F}$ 是一个函数类 $f: X \rightarrow \mathcal{R}$, $X = (x_1, x_2, x_3, \cdots, x_m)$, $Y = (y_1, y_2, y_3, \cdots, y_n)$ 分别为服从 p 和 q 分布的独立同分布数据样本。那么,可将 MMD 定义为:

$$\mathrm{MMD}[\mathcal{F}, p, q] := \sup_{f \in \mathcal{F}} (E_p[f(x)] - E_q[f(y)]) \tag{3.1}$$

通过将样本 X 和 Y 的经验期望替换为总体期望,得到 MMD 的有偏经验估计为:

$$\mathrm{MMD}_b[\mathcal{F}, X, Y] := \sup_{f \in \mathcal{F}} \left(\frac{1}{m} \sum_{i=1}^{m} f(x_i) - \frac{1}{n} \sum_{i=1}^{n} f(y_i) \right) \tag{3.2}$$

由此可见,在已知两个分布观测集 X、Y 的情况下,经验估计的结果会严重依赖于给定的函数集 $\mathcal{F}$。若函数集 $\mathcal{F}$ 足够丰富,那么当且仅当 X 和 Y 为相同分布时,MMD 为 0。若函数集 $\mathcal{F}$ 过大,那么对于大多数有限样本 X 和 Y,将导致 MMD 的统计值与零差异较大。为了使统计检验具有足够的连续性,从而使得 MMD 的经验估计可以随着观测集规模增大迅速收敛至其期望,函数集 $\mathcal{F}$ 必须有一定的限制性,以提供有效的有限样本估计。

为解决该问题,本章以再生核希尔伯特空间(RKHS)中的单位球作为 MMD 的函数类 $\mathcal{F}$,通过将数据变换到再生核希尔伯特空间,计算两类数据源分布之间的相似程度。该方法无须任何简化假设,实现了计算 X 和 Y 之间分布差异的目的。

假设 $\mathcal{H}$ 是函数 $f: X \rightarrow \mathcal{R}$ 的完整内积空间,其中 $\mathcal{X}$ 为非空子集。那么对于所有的 $x \in \mathcal{X}$,$\mathcal{H}$ 被称为再生核希尔伯特空间,且函数映射 $f \rightarrow f(x)$ 存在且连续。因此,$f(x)$ 可以表示为:

$$f(x) = \langle f, \phi(x) \rangle_{\mathcal{H}} \tag{3.3}$$

其中,$\phi: X \rightarrow \mathcal{H}$ 为 x 到 $\mathcal{H}$ 的特征空间映射。两个特征映射之间的内积称为(正定)核。

$$k(x, x') := \langle \phi(x), \phi(x') \rangle_{\mathcal{H}} \tag{3.4}$$

其中,x' 为与 x 无关的、分布 p 下的随机变量。

由于 RKHS 是一个高维甚至无限维的空间,因此通常选用高斯核作为对应的核函数:

$$k(x, x') = \exp\left(-\frac{\|x - x'\|^2}{2\sigma^2}\right) \tag{3.5}$$

因此,MMD 被重新表述为:

$$
\begin{aligned}
\mathrm{MMD}[\mathcal{F}, p, q] &= \sup_{\|f\|_{\mathcal{H}} \leq 1} \left(E_{\mathrm{p}}[f(x)] - E_{\mathrm{q}}[f(y)] \right) \\
&= \sup_{\|f\|_{\mathcal{H}} \leq 1} \left(E_{\mathrm{p}}[\langle f, \phi(x) \rangle_{\mathcal{H}}] - E_{\mathrm{q}}[\langle f, \phi(y) \rangle_{\mathcal{H}}] \right) \\
&= \sup_{\|f\|_{\mathcal{H}} \leq 1} \langle f, \mu_{\mathrm{p}} - \mu_{\mathrm{q}} \rangle_{\mathcal{H}} = \|\mu_{\mathrm{p}} - \mu_{\mathrm{q}}\|_{\mathcal{H}}
\end{aligned} \tag{3.6}
$$

其中,$\mu_{\mathrm{p}} := E_{\mathrm{p}}[\phi(x)]$,$\mu_{\mathrm{q}} := E_{\mathrm{q}}[\phi(y)]$ 为特征空间中 $\phi(x)$ 的期望。

为了简化计算,将式(3.6)表示为其平方的无偏估计。

$$
\begin{aligned}
\mathrm{MMD}^2[\mathcal{F}, p, q] &= \langle \mu_{\mathrm{p}} - \mu_{\mathrm{q}}, \mu_{\mathrm{p}} - \mu_{\mathrm{q}} \rangle_{\mathcal{H}} \\
&= E_{\mathrm{p}} \langle \phi(x), \phi(x') \rangle_{\mathcal{H}} + E_{\mathrm{q}} \langle \phi(y), \phi(y') \rangle_{\mathcal{H}} - 2 E_{\mathrm{p,q}} \langle \phi(x), \phi(y) \rangle_{\mathcal{H}}
\end{aligned}
$$
$$\tag{3.7}$$

那么,$\mathrm{MMD}^2[\mathcal{F}, p, q]$ 的无偏估计为:

$$
\begin{aligned}
\mathrm{MMD}^2[\mathcal{F}, p, q] = {}& \frac{1}{m(m-1)} \sum_{i \neq j}^{m} k(x_i, x_j) + \frac{1}{n(n-1)} \sum_{i \neq j}^{n} k(y_i, y_j) \\
& - \frac{2}{mn} \sum_{i,j=1}^{m,n} k(x_i, y_j)
\end{aligned} \tag{3.8}
$$

若样本 X 和 Y 的大小均为 m,令:

$$h(z_i, z_j) := k(x_i, x_j) + k(y_i, y_j) - k(x_i, y_j) - k(x_j, y_i) \tag{3.9}$$

其中,$z_i = (x_i, y_j) \rightarrow \phi(x) - \phi(y)$ 为 h 的有效特征映射。

可将 $\mathrm{MMD}^2[\mathcal{F}, p, q]$ 的无偏估计表示为:

$$\mathrm{MMD}^2[\mathcal{F}, p, q] := \frac{1}{m(m-1)} \sum_{i \neq j}^{m} h(z_i, z_j) \tag{3.10}$$

由式(3.9)和式(3.10)可知,当样本 X 和 Y 所属的分布 p 和 q 无限接近时,MMD 的值较小;当两者的分布差距较大时,MMD 的值较大。因此,可根据 MMD 的值判断已知样本 X 和 Y 的分布差异。

为了寻找两类多通道运动想象脑电信号中最具代表性的通道组合数据,首先,利用 MMD 算法将两种类别分布的脑电信号通道样本 X_i 和 Y_i 映射到同一个公共子空间(可再生核希尔伯特空间,RKHS)。其次,求取样本 X_i 和 Y_i 在该公共子空间中的连续函数 f 上的均值,并将两个均值作差,由此得到两个样本分布对应于 f 的均值差异。然后,寻找一个能够使该均值差异最大化的连续函数 f_{max},并将最大化的均值差异记为 MMD。最后,将 MMD 的值作为两类样本信号的数据分布差异的评价指标,并选取 MMD 数值较大的通道加入最优通道组合。

3.2.2　共空间模式

CSP 是一种从多通道脑电数据中获取两类信号空间分布分量的特征提取算法[144]。它能够提取两类脑电信号的差异特征,并将信号从高维数据空间映射至低维特征空间,从而减轻分类器的运算压力。

为了使不同运动想象任务的脑电信号差异最大化,该算法使用对角化矩阵寻找一组使两类脑电信号方差最大化的最优空间投影矩阵,以此获取高分辨率的特征向量[145]。

在 CSP 算法中,假设 X_1 和 X_2 分别为两类运动想象任务下的多通道脑电信号样本矩阵,这两个矩阵的维数均为 $N \times T_{sp}$,其中 N 表示脑电信号的通道数,T_{sp} 为每个通道采集的样本数。在分析两类运动想象任务的情况时,一般采用复合源的数学模型来描述脑电信号。为了便于计算,算法中忽略噪声产生的影响。因此,将 X_1 和 X_2 分解为:

$$X_1 = \begin{bmatrix} C_1 C_M \end{bmatrix} \begin{bmatrix} S_1 \\ S_M \end{bmatrix}, X_2 = \begin{bmatrix} C_2 C_M \end{bmatrix} \begin{bmatrix} S_2 \\ S_M \end{bmatrix} \tag{3.11}$$

其中,S_1 和 S_2 分别为两种类型的运动想象任务各自产生的源信号;S_M 表示这两类运动想象任务的公共源信号。假定 S_1 是由 m_1 个源所构成的,S_2 是由 m_2 个源所构成的,那么 C_1 与 C_2 是由 S_1 和 S_2 相关的 m_1 和 m_2 个共同空间模式组成的,它们都是 $N \times 1$ 维度的向量,表示单个源所触发的信号 S_1 或 S_2 在 N 个通道上的分布权重。C_M 表示 S_M 对应的公共空间模式。

为了获取 CSP 空间投影矩阵 W,首先计算 X_1 和 X_2 归一化后的协方差矩阵,记为 R_1 和 R_2。

$$R_i = \frac{X_i X_i^{\mathrm{T}}}{\mathrm{trace}(X_i X_i^{\mathrm{T}})} \quad (i = 1,2) \tag{3.12}$$

其中,$\mathrm{trace}(X)$ 表示矩阵 X 的迹,即矩阵 X 对角线上的元素之和。这保证了所有信号通道的能量之和等于 1,从而使 R_i 对信号的放大程度具有鲁棒性。

混合空间协方差矩阵 R 由下式求得。其中,$\overline{R_i}$ 为类别 1、2 的平均协方差矩阵。

$$R = \overline{R_1} + \overline{R_2} \tag{3.13}$$

由于混合空间协方差矩阵 R 为正定矩阵,可以将其进行特征分解,如下式所示:

$$R = U \lambda U^{\mathrm{T}} \tag{3.14}$$

其中,λ 是由特征值降序排列组成的对角阵;U 是特征值对应的特征向量矩阵。

然后,对特征向量矩阵 U 进行白化转换,得到白化矩阵 P:

$$P = \frac{1}{\sqrt{\lambda}} U^{\mathrm{T}} \tag{3.15}$$

将白化矩阵 P 作用于 R_1 和 R_2 可得:

$$S_1 = P R_1 P^{\mathrm{T}}, S_2 = P R_2 P^{\mathrm{T}} = I - S_1 \tag{3.16}$$

其中,S_1 与 S_2 具有相同的特征向量,那么一定存在两个对角矩阵 λ_1、λ_2 和与之对应的特征向量矩阵 B。

$$S_1 = B \lambda_1 B^{\mathrm{T}}, S_2 = B \lambda_2 B^{\mathrm{T}} \tag{3.17}$$

与此同时,两个特征值的对角阵 λ_1 和 λ_2 之和为单位矩阵,即:

$$\lambda_1 + \lambda_2 = I \tag{3.18}$$

设 U_1、λ_1 分别为 S_1 的特征向量矩阵和其特征值的对角矩阵,则:

$$S_1U_1 = U_1\boldsymbol{\lambda}_1 \Rightarrow (I - S_2)U_1 = U_1\boldsymbol{\lambda}_1 \Rightarrow S_2U_1 = U_1(I - \boldsymbol{\lambda}_1) \qquad (3.19)$$

因此，U_1 也是 S_2 的特征向量矩阵，$I - \boldsymbol{\lambda}_1$ 是其特征值的对角矩阵。其中，S_1 和 S_2 对应的特征值相加等于 1。

由于两类矩阵的特征值相加总和为 1，那么 S_1 的最大特征值所对应的特征向量使 S_2 具有最小的特征值，反之亦然。当 $\boldsymbol{\lambda}_1$ 中的特征值按照降序排列时，$\boldsymbol{\lambda}_2$ 中对应的特征值则为升序排列，因此，$\boldsymbol{\lambda}_1$ 和 $\boldsymbol{\lambda}_2$ 具有下面的形式：

$$\boldsymbol{\lambda}_1 = \mathrm{diag}\,(I_1 \sigma_M 0), \boldsymbol{\lambda}_2 = \mathrm{diag}\,(0\sigma_M I_2) \qquad (3.20)$$

那么，对于特征向量矩阵 B，当 S_1 具有最大特征值时，S_2 具有最小特征值。因此可利用特征向量矩阵 B 构建空间投影矩阵。

$$W = B^{\mathrm{T}}P \qquad (3.21)$$

最后，选取空间投影矩阵 W 的前 n 行和后 n 行，并将它们拼接作为两类输入数据 X_1 和 X_2 的空间滤波器 W'。

对于右手与右脚两类运动想象任务，使用这两类脑电信号的训练数据 X_h、X_f 构造它们的空间投影矩阵 W，使两类脑电信号具有最大差异。将它们分别经过所选空间滤波器 W' 滤波，得到这两类脑电信号的特征 Z_h、Z_f。

$$\begin{cases} Z_h = W' \times X_h \\ Z_f = W' \times X_f \end{cases} \qquad (3.22)$$

将右手与右脚两类运动想象任务训练数据的特征 Z_h、Z_f 归一化，得到：

$$\begin{cases} F_h = \dfrac{\mathrm{var}(Z_h)}{\sum\,(\mathrm{var}(Z_h))} \\[4mm] F_f = \dfrac{\mathrm{var}(Z_f)}{\sum\,(\mathrm{var}(Z_f))} \end{cases} \qquad (3.23)$$

对于未知类别的测试数据 X_i，其特征提取方式如下式：

$$\begin{cases} Z_i = W' \times X_i \\[2mm] F_i = \dfrac{\mathrm{var}(Z_i)}{\sum\,(\mathrm{var}(Z_i))} \end{cases} \qquad (3.24)$$

将得到的 F_i 作为最终特征进行分类识别。通过与 F_h、F_f 进行比较，判断第 i 次运动想象特征 F_i 更接近右手或右脚类别的特征。

3.2.3 P 阈值优化的通道选择算法

为了剔除脑电信号中的冗余通道，本章算法考虑了脑电信号的单一通道贡献度和通道间的联合效应，提出基于 MMD 和 P 阈值优化的通道选择算法 P-MMD。该算法根据 MMD 评分选取最优通道组合的集合，并通过由 CSP 和 SVM 计算得到的阈值 p 对通道组合进行重新筛选。具体流程如下所述：

（1）将经过 8~30Hz 带通滤波后的右手、右脚两类运动想象脑电信号 $X \in \mathbb{R}^{C \times M}$、$Y \in \mathbb{R}^{C \times M}$ 作为输入，其中，C 表示脑电信号的通道个数，M 表示脑电信号通道数据中的时间样本点个数。根据下式计算各通道数据间的最大平均差异。

$$\mathrm{MMD}_c = \frac{1}{M(M-1)} \sum_{i \neq j}^{M} h(z_i, z_j) \quad (c = 1, 2, \cdots, C) \tag{3.25}$$

其中，$z_i = (x_i, y_i)(i, j = 1, 2, \cdots, M)$，$h(z_i, z_j)$ 如式（3.9）所示。

（2）将各通道数据 MMD_c 值的大小作为脑电信号各通道贡献度的评价标准。若 MMD_c 的值较大，则认为该通道的贡献度较大；若 MMD_c 的值较小，则认为该通道的贡献度较小。按照通道贡献度的大小，将脑电信号 X 重新表述为：

$$\widetilde{X} = \mathrm{sort}(X \mid \mathrm{MMD}_c, '\mathrm{descend}') = (x_1', x_2', \cdots, x_C') \tag{3.26}$$

然而，仅考虑单一通道的贡献度，忽略各通道之间的相互影响，无法获得最具代表性的脑电信号最优通道组合。因此，本章算法将按照贡献度大小排序的各通道数据 $x_1', x_2', \cdots, x_C'$ 组合为通道数据组合集，表示如下：

$$X_i' = (x_1', x_2', \cdots, x_{i+2}') \quad (i = 1, 2, \cdots, N) \tag{3.27}$$

其中，X_i' 表示所选的通道数据子集，$N = C-2$。

（3）考虑到多通道组合的联合效应，首先，针对两类脑电信号中所选的通道数据子集 X_i' 构建 CSP 空间投影矩阵 W。

$$J(W) = \frac{W^{\mathrm{T}} X_i'^{\mathrm{T}} X_i' W}{W^{\mathrm{T}} Y_i'^{\mathrm{T}} Y_i' W} = \frac{W^{\mathrm{T}} C_h W}{W^{\mathrm{T}} C_f W} \tag{3.28}$$

其中,W 为选取的通道组合构建的空间滤波器;T 为转置。C_h、C_f 为两类协方差矩阵。

然后,选择空间投影矩阵 W 的前 m 行和后 m 行($m=3$)作为 CSP 最优空间滤波器 W'。最后,通过 CSP 空间滤波可得到通道数据子集 X'_i 的空间特征。

$$Z_i = W'^T X'_i \tag{3.29}$$

(4)利用 SVM 分别对各通道子集的空间特征 Z_i 进行分类准确率的计算。通过 N 次迭代,得到不同的分类准确率 $\mathrm{Acc}_i(i=1,2,\cdots,N-2;N=C-2)$。最后,将各通道子集数据的相对分辨力定义为:

$$p_i = r(\mathrm{Acc}_i - \mathrm{Acc}_{i-1}) + (1-r)(1-\mathrm{Acc}_i) \quad i>1 \tag{3.30}$$

其中,p_i 的值在 $0\sim1$,$r=0.8$。若 p_i 值较大,则表示该通道组合子集的相对辨别能力较强;若 p_i 值较小,则代表加入新通道后会由于通道联合效应影响特征的表达效果,从而降低其相对辨别能力。

因此,本章算法通过比较阈值 p_i 调整所选通道组合子集。若 $p_i>p_{i-1}$,优先保留第 i 次迭代的通道组合;若 $p_i<p_{i-1}$,则将第 i 次迭代的通道组合中新加入的通道数据置后。当满足条件(阈值 p_{i+1} 连续 10 次迭代均小于 p_i)后,则终止通道子集重构过程,将通过阈值 p_i 重构的通道子集作为最优通道组合用于最终分类预测。

3.3　实验与结果分析

3.3.1　实验数据描述

本章实验数据来自 2003 年 BCI 第三次竞赛的Ⅳa 数据集[146]。该数据集由 Fraunhofer 智能数据分析实验室(Intelligent Data Analysis Group)和 Campus Benjamin Franklin 提供,记录了来自五名健康受试者的脑电信号。实验采用 BrainAmp 放大器和来自 ECI 的 128 通道 Ag/AgCl 电极帽记录脑电信号,在扩展的国际 10/20 系统位置测量 118 个通道的脑电数据,如图 3.2 所示。信号经过 0.05~

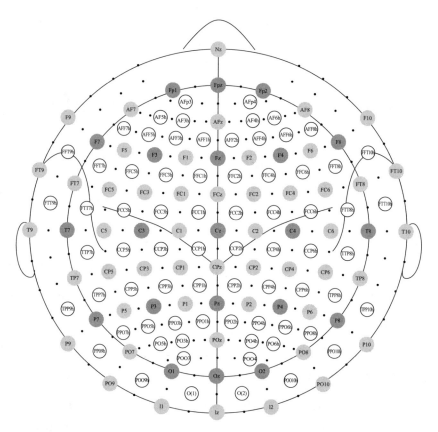

图 3.2　128 通道脑电信号采集位置图

200Hz 的带通滤波,并在 1000Hz 以 16 位(0.1μV)精度将其数字化。

　　实验过程中,受试者坐在舒适的椅子上,双臂靠在扶手上,根据两类运动想象任务的视觉提示执行相应的任务。实验中的任务提示分别为在屏幕上出现由字母表示的相关提示信息,或出现随机移动的提示信息,这可能会引起与运动想象任务无关的少量眼球运动。完整的视觉提示呈现时间为 3.5s,在视觉提示消失后,受试者以 1.75~2.25s 的随机周期为间隔放松休息。

　　在脑电数据的记录过程中,5 名受试者 aa、al、av、aw 和 ay 分别进行了训练数据集与测试数据集的脑电信号采集。每位受试者共执行运动想象任务 280次,其中右手 140 次,右脚 140 次。表 3.1 展示了实验中每位受试者的带有标记的训练次数和未标记的测试次数。

表 3.1　各受试者的训练与测试集个数

受试者	训练	测试
aa	168	112
al	224	56
av	84	196
aw	56	224
ay	28	252

3.3.2　实验结果分析

本章提出的基于 P-MMD 的脑电信号通道选择算法,在根据 MMD 贡献度等级筛选通道的基础上,通过比较阈值 p 调整最优通道组合序列,从而构建用于分类的最优通道组合。该算法能够在减少脑电信号中冗余和噪声干扰的同时,提高选用较少通道时的分类效果,降低系统的计算复杂度。

为了分析 MMD 通道贡献度评分的有效性,本节利用大脑地形热力图直观地展示脑电信号各通道的贡献度分数。图 3.3 为执行运动想象任务时脑电数据的可视化地形图,显示了脑电信号所有通道的 MMD 贡献度评分。其中,位于 C3、C4 通道附近的 MMD 贡献分数较高,且 C3 通道附近的贡献分数高于 C4 通道附近,这是由于执行右侧运动想象任务时大脑对侧的通道能量提高,与事件相关同步/去同步电位生理现象一致。MMD 评分较高的位置(通道 C3、C4)与运动想象相关的大脑皮层位置相同,说明 MMD 算法可以准确地挑选出与运动想象任务相关的通道。通过 MMD 算法在 118 个通道中找到最具代表性的运动想象任务相关通道,消除了其他冗余通道,减少了数据量,从而避免了由数据冗余导致的特征提取偏差问题。

虽然,MMD 贡献分数较高的通道符合运动学生理期望,但考虑到各通道间的相互影响,仅根据 MMD 贡献度评分选取通道组合,恐无法获得最优分类结果。本章实验针对不同受试者,对选取运动相关通道、全部脑电通道、MMD 最优通道组合与 P-MMD 最优通道组合的分类精度变化曲线进行分析。

图 3.4 为 BCI 第三次竞赛的Ⅳa 数据集中 aa、al、aw、av 四位受试者的右手、

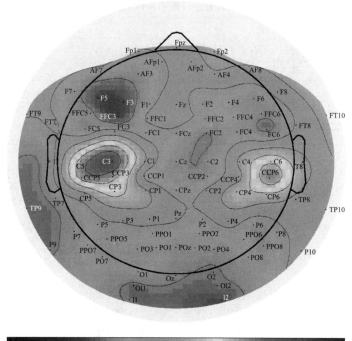

图 3.3　各通道 MMD 评分分布图　　　　　图 3.3 彩图

右脚分类精度曲线图。横坐标为所选取通道组合中的通道数量,纵坐标为分类
准确率。其中,实心五角星为选择动作相关神经导联 C3、Cz、C4 三个通道脑电
信号进行 CSP 特征提取后的分类准确率。由图可知,只使用动作相关的神经导
联性能相对较好,但并不能达到最优的效果。由此说明生物医学信息的先验经
验可以作为经验参考,但是仅依靠其作为模板训练模型还有所不足。空心五角
星为选择全部通道脑电信号进行 CSP 特征提取后的分类准确率。虽然准确率
较高,但使用全部 118 个通道数据的计算量较大,降低了系统的计算效率。

　　图 3.4 中呈现了选取 MMD 评分较高的 3~25 个通道组成的通道组合数据,
经过 CSP 特征提取后的分类准确率曲线。可以看出,选取通道组合中的通道数
量较少时,分类准确率不高。随着通道组合中通道数量的增加,MMD 算法的分
类准确率总体呈上升趋势,但存在由于某一通道的加入而使准确率降低的情
况。由此分析可知,虽然 MMD 算法能够根据各通道的分布差异消除冗余通道,

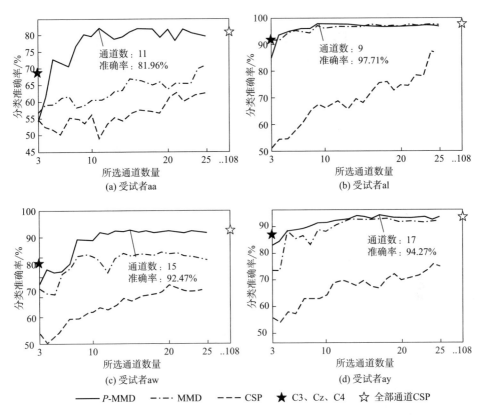

图 3.4　BCI 第三次竞赛的 IV a 数据集中不同受试者的分类结果对比图

但分布差异较大的通道也有可能是包含噪声较多的冗余通道。那么,加入这些冗余通道后,MMD 算法的分类精度会有所降低。因此,在选取通道组合时,不仅需要考虑各通道的 MMD 评分,还需要考虑通道之间的相互作用。

图 3.4 中呈现了采用本章提出的 P 阈值优化通道选择算法 P-MMD 时,分别选取包含 3~25 个通道的最优通道组合经 CSP 滤波后的分类准确率曲线。观察其曲线的走势,在仅使用相对较少的通道数量时,P-MMD 算法能够快速收敛。相比于仅考虑通道贡献度的通道组合,其分类准确率有较大提升,接近甚至超过使用全部通道进行实验的分类准确率。这是由于在关注单一通道 MMD 评分的基础上,P-MMD 算法考虑了脑电信号各通道间的相互影响,在减少计算量的同时降低脑电信号中冗余与噪声通道对最终分类精度的影响。

完整的大脑通道数据虽然包含大脑运动想象过程中的完整信息,但也存在一定的冗余与噪声。通道选择的目的不仅是减少识别算法的计算量,还需要保证运动想象任务的分类精度。表 3.2 分别展示了四种通道选择策略下右手右脚两类运动想象任务的分类准确率,包括完整通道数据、运动相关神经通道(C3、Cz、C4)、MMD 算法和 P-MMD 算法。其中,使用所有 118 个通道数据的平均分类精度为 88.33%。由此可见,完整的通道数据能够保证较高的分类准确率。使用运动相关神经通道的平均准确率仅为 78.72%。该方法仅使用三个固定通道数据,虽然减少了数据量,但最终分类准确率并不能达到满意的效果。

表 3.2　不同通道组合方式的分类准确率

受试者	完整通道数据	C3、Cz、C4通道	MMD		P-MMD	
			准确率	通道数	准确率	通道数
aa	80.90	68.93	85.04	69	81.96	11
al	97.70	91.79	97.50	14	97.71	9
av	93.53	87.14	93.00	18	94.27	17
aw	92.33	80.36	93.26	49	92.47	15
ay	77.17	65.36	78.20	78	75.90	20
平均值	88.33	78.72	89.4		88.46	
均方差	8.812	10.186	6.898		8.271	

使用 MMD 通道选择算法的分类准确率为 89.4%,与使用完整通道数据相比,其平均分类准确率提高 1.07%。说明 MMD 通道选择算法在减少特征通道数据的同时保证了数据的分类准确率。与选择动作相关神经通道的方法相比,平均分类准确率提高 10.68%。由此可见,通道选择算法在保证信息完整的情况下,减少了冗余特征,同时提升了分类效果。针对五位受试者,该算法平均使用 45.5 个通道数据。由于个体差异,其中 aa、aw 和 av 等人都使用了超出一定数量的通道数据才能达到最优分类准确率。而本章提出的 P-MMD 算法仅使用 14.4 个平均通道数量,平均分类准确率也达到 88.46%。与使用完整通道数据相比,平均分类准确率提高 0.13%,但减少 88% 的平均通道数量。与选择动作相关神经通道的方法相比,平均分类准确率提高 9.74%,使用的平均通道数

量仅增加 11.4 个。与 MMD 通道选择算法相比,平均分类准确率仅降低 0.94%,但减少 31.1 个平均通道数量。由此说明,本章提出的 P-MMD 算法考虑了脑电信号各通道间的相互作用,能够在选取较少通道数量的基础上,保证脑电信号运动想象任务的分类准确率。

表 3.3 将 P-MMD 算法与两种基线通道选择算法进行了比较。该两种方法考虑了时空特性下的通道选择问题,都能够有效地减少通道数量且选择的通道数量大致相同。与这两种方法相比,本章提出的 P-MMD 算法的平均分类精度优于此两种方法,分别提高 9.18% 和 10.66%。对于 SCSP2 算法中的受试者 al,当所选通道数为 10 时,其分类准确率为 95.71%。而本章算法选取 9 个通道数据,分类准确率为 97.71%,不仅减少了所选通道的数量,而且使分类准确率提高 2%。对于 TDPs 算法中的受试者 aa,当所选通道数量为 8 时,其分类准确率为 67.0%。本章算法仅增加了 3 个通道数据,就将分类准确率提高到 81.96%。因此,本章提出的 P-MMD 通道选择算法较其他基线方法具有更高的性能。

表 3.3　*P*-MMD 算法与基线算法的分类准确率比较

受试者	SCSP2[52]		TDPs[147]		*P*-MMD	
	准确率	通道数	准确率	通道数	准确率	通道数
aa	71.42	7	67.0	8	81.96	11
al	95.71	10	88.0	6	97.71	9
av	94.28	10	92.0	11	94.27	17
aw	77.85	10	81.0	10	92.47	15
ay	57.14	3	61.0	11	75.90	20
平均值	79.28	8	77.8	9.2	88.46	14.4

图 3.5 为受试者 ay 执行两类运动想象任务时所选通道能量分布地形图。图 3.5(a) 为右脚运动想象时的脑电信号通道能量;图 3.5(b) 为右手运动想象时的脑电信号通道能量。由图可以看出,对于不同的运动想象任务,所选通道的能量具有较大差异。因此,利用 P-MMD 通道选择算法选取最优通道组合,有利于不同运动想象任务脑电信号的分类。

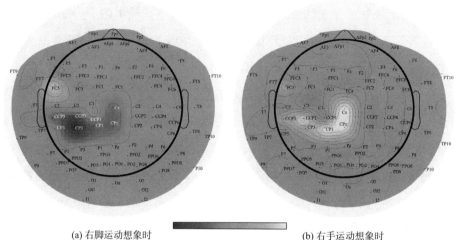

(a) 右脚运动想象时   (b) 右手运动想象时

图 3.5   *P*–MMD 选取通道的能量分布地形图

图 3.5 彩图

3.4   本章小结

本章针对运动想象脑电信号数据量过大导致的计算效率问题,提出了一种基于 *P*–MMD 的运动想象脑电信号通道选择算法。该算法首次提出将 MMD 作为运动想象脑电信号各通道的贡献度评价指标,并根据该指标生成通道组合集。实现了根据通道数据分布差异对最优通道组合的初步筛选,和不依赖于分类算法的通道贡献度评价。另外,该算法通过由分类算法 SVM 获取的阈值 *P* 优化所选通道组合,根据各通道数据联合作用下的分类贡献度调整所选通道组合中通道的排列顺序,由此获得最具代表性的通道组合。在关注单一通道贡献度的基础上,考虑了各通道间联合作用对分类的影响,解决了仅根据单一评价标准进行通道筛选导致的分类准确率降低问题。在保证分类精度的同时,减少了分类所需的通道数量,降低了算法的计算复杂度,提高了系统的识别性能。

本章实验基于五名健康受试者进行的右手与右脚两类运动想象任务,实验数据来自 BCI 第三次竞赛的 Ⅳa 数据集。通过对脑电信号各通道 MMD 评分进行分析可知,该评价标准符合运动生理学准则,实现了对运动想象脑电信号各通道数据贡献度的准确度量。与 MMD 算法相比,经过 P 阈值优化的 P–MMD 通道选择算法能够在选择更少通道数据的基础上获得更高的分类精度。与其他基线通道选择算法相比,本章提出的 P–MMD 通道选择算法在保持所选通道数量不大幅增加的基础上,平均分类准确率提高 10.66%。

实验结果表明,本章提出的基于 P–MMD 的运动想象脑电信号通道选择算法能够从带有冗余与噪声的多通道脑电信号中精准筛选出与运动想象任务相关的大脑通道。该算法不仅可以在理想的分类精度范围内减少通道数量,提升计算效率,而且可以在仅使用较少通道数量的情况下快速收敛到最优分类精度,是解决多通道脑电信号识别中通道选择问题的有效方法。

第4章　基于多重加权的 EEG 多模态特征融合算法

4.1　引言

大脑皮层产生的脑电信号是一种在时域、频域、空间域三域中时刻变化着的非平稳随机信号,具有信号微弱、信噪比低等特性。传统的脑电信号特征提取方法虽然可以从脑电信号中提取大脑活动的相关特征,但仅利用单一模态特征进行分析,会忽略不同模态特征之间的联合效应,难以获得良好的分类结果。因此,考虑不同模态的运动想象脑电信号特征,并增强其特征表达能力,有助于提升最终的分类精度。

Polat 等人使用基于快速傅里叶变换(FFT)的方法提取脑电信号的节律性放电[148-149]。Kumar 等人基于离散小波变换对脑电信号进行分解[150]。Aggarwal 等人提出了基于 STFT 的脑电信号特征提取方法[19]。通过将信号分割成多个重叠的时间帧,表示某一时刻的信号特征。Lei 等人利用小波包变换和 CSP 提取脑电信号的空间时频特征,并将其经过深度多项式网络学习,应用于运动想象任务的识别[127]。Dornhege 等人提出了稀疏光谱共空间模式(common sparse spectral spatial pattern,CSSSP)脑电信号特征提取算法[151]。该算法通过同时优化空间滤波器和频谱滤波器,提高了多通道脑电信号的识别精度。但由于脑电信号的运动想象信息可能出现在时域、频域、时频域或空间域中。因此,只考虑一种或两种模态特征,而忽略其他特征,可能导致脑电信号中与运动想象相关的信息丢失。

Phang 等人利用具有脑区间信息流的功能连接和一维复杂网络测量的脑连接体特征作为分类器的判别特征,以捕捉脑电信号中的关键信息[152]。Yu 等人通过构建大脑功能区域的脑网络,提取图论的拓扑特征,并将其作为输入用于建立机器学习分类器,识别大脑反应类型[153]。Ren 等人提出了一个基于复杂网络的大脑动态活动功能分离与整合理论[154]。通过大脑区域节点间的关系构造复杂网络动态图,度量描述脑网络拓扑特征的变化。但这些利用大脑各区域节点间相互关系构造的复杂网络,忽略了动态时间序列中有关运动任务的重要信息。

针对上述问题,本章以脑电信号的多模态特征为切入点,结合复杂网络结构,提出了多重加权脑电信号的多模态特征融合算法。首先,根据脑电信号的时间、频率、时频特性进行数据表征。其次,将其映射到复杂网络中,获取时间节点间的潜在信息,实现对脑电信号的加权增强。最后,利用共空间模式算法分别提取不同数据表征加权信号的空间特征,并将其融合为脑电信号的多重加权多模态特征。

4.2　脑电信号的多模态特征融合算法

多模态特征提取是一种利用不同模态特征提取方法获取脑电信号特征的技术。该方法融合脑电信号的不同模态特征,达到各特征协同互补的目的,从而弥补单一模态特征表示的不完整,释放更多的感觉运动相关信息,有助于运动想象任务的识别。本节将根据脑电信号的固有特性,采用不同的特征提取方法对原始脑电信号进行多模态特征提取,形成脑电信号的多模态特征。

4.2.1　脑电信号的时域特性

时域分析法是一种传统的脑电信号分析方法,由于提取过程较为简单,常用于脑电信号的分析研究领域。通过头皮电极采集的脑电信号是一种离散的时域信号,它表示了脑电信号随时间变化的趋势。但原始脑电数据中含有的各种伪迹噪声,如眨眼、眼动等,并不能准确地代表大脑的神经活动。

因此,本节首先对采集到的原始脑电时间序列数据 X_i 进行预处理。其中,$X_i \in \mathbb{R}^{C \times T}(i=1,2,\cdots,n)$,表示第 i 次试验的多通道脑电信号数据,C 表示通道数,T 表示脑电信号的时间序列节点数。然后使用 ICA 算法构建解混矩阵 W,将 X 转换为近似独立源 Y。根据脑电信号的先验知识,从时域和空间分布模式进行分析从而确定伪迹分量。通过将伪迹信号分量置零,并利用解混矩阵的逆矩阵 W^{-1} 将各独立成分映射回电极,最大化去除脑电信号中的伪迹影响,保留真实的脑电信息。最后,将去除伪迹后的脑电信号时间序列记为 X'。

$$X' = W^{-1}Y' \tag{4.1}$$

由于大脑活动中与运动相关的主要节律信号为 mu 节律和 beta 节律信号,它们的频带范围分别在 $8 \sim 15\text{Hz}$ 和 $16 \sim 30\text{Hz}$ 变化。因此运动想象脑电信号识别研究中常使用的脑电信号频率范围为 $8 \sim 30\text{Hz}$。本节将经过预处理的时间序列脑电信号 X' 经过 $8 \sim 30\text{Hz}$ 的带通滤波器滤波,并将滤波后的脑电信号作为多模态特征融合中的时域特性数据表示,记为 $F_1 \in \mathbb{R}^{N_1 \times T}$。

4.2.2 基于巴特沃斯带通滤波器的脑电信号频率特性

大脑皮层上的电位并不是单一神经元细胞电位的变化,而是由大量神经元活动产生的,各电极之间相互影响,因此脑电信号由各种不同频率的信号叠加而成。不同运动想象任务的相关信息也会表现在不同频率范围内。相对于简单的实验范式,如最典型的左右手运动想象任务分类,常利用提取特殊频率的方法对其进行分类。但是随着实验范式变得更加复杂,丰富的运动想象任务涉及的大脑皮层区域逐渐增多,实验过程中受到任务启发产生的脑电信号不只存在于感觉运动等有限的大脑皮层区域内。传统的只专注于 mu 节律和 beta 节律特征的特征提取方法已不能满足实验需求。

为了保留运动想象脑电信号中不同子频带的特性,完整构建运动想象任务下的大脑活动信息。本小节利用巴特沃斯(Butterworth)带通滤波器将脑电信号的时频特性分频带滤波,使其分别呈现脑电信号的不同频率特性。

巴特沃斯滤波器具有设计简单、性能稳定等优势。它在通频带内的频率响应曲线较为平滑,而阻频带内则逐渐下降直至趋于零。设计巴特沃斯数字带通滤波器的过程如下。

(1)由模拟滤波器的设计指标,通带截止频率 ω_p,阻带截止频率 ω_s,通带衰减 Ap,阻带衰减 As,确定滤波器阶数 N 和截止频率 ω_c,即振幅下降为-3dB 时的频率。

$$N \geqslant \frac{\lg \dfrac{10^{0.1Ap} - 1}{10^{0.1As} - 1}}{2\lg\left(\dfrac{\omega_p}{\omega_s}\right)} \tag{4.2}$$

$$\frac{\omega_p}{(10^{0.1Ap} - 1)^{\frac{1}{2N}}} \leqslant \omega_c \leqslant \frac{\omega_s}{(10^{0.1As} - 1)^{\frac{1}{2N}}} \tag{4.3}$$

(2)根据滤波器阶数 N,确定归一化滤波器系数函数 $H(s)$ 分式的系数数组 a_k 和 b_m。

$$H(s) = \frac{\sum\limits_{m=0}^{M} b_m s^m}{\sum\limits_{k=0}^{N} a_k s^k} \tag{4.4}$$

(3)由求得的滤波器阶数 N 和截止频率 ω_{p1}、ω_{p2},利用双线性变换法 $s = f(z)$,将模拟滤波器系统函数 $H(s)$ 转化为数字滤波器系统函数 $H(z)$。

$$s = f(z) = \frac{1 - 2z^{-1}\cos\omega_0 + z^{-2}}{1 - z^{-2}} \tag{4.5}$$

$$H(z) = \frac{Y(z)}{X(z)} = \frac{\sum\limits_{m=0}^{M} b_m z^{-m}}{1 + \sum\limits_{k=1}^{N} a_k z^{-k}} \tag{4.6}$$

其中,$\cos\omega_0 = \dfrac{\cos(\omega_{p2} + \omega_{p1})/2}{\cos(\omega_{p2} - \omega_{p1})/2}$。

(4)根据原始信号 $x(n)$ 与滤波器系统函数 $H(z)$,组成常系数线性差分方程,求解滤波后的信号 $y(n)$ 。

$$y(n) = \sum_{m=0}^{M} b_m x(n-m) - \sum_{k=1}^{N} a_k y(n-k) \qquad (4.7)$$

将脑电信号时间序列分别经过 $8\sim12\mathrm{Hz}$ 、 $12\sim16\mathrm{Hz}$ 、 $16\sim20\mathrm{Hz}$ 、 $20\sim24\mathrm{Hz}$ 和 $24\sim30\mathrm{Hz}$ 五组不同频带滤波后得到的频率特性作为运动想象脑电信号的多频带特性数据表示,记为 $\boldsymbol{F}_2 \in \mathbb{R}^{N_2 \times T}$ 。

4.2.3 基于小波包分解的脑电信号时频特性

小波包分解是小波变换的推广,常用于脑电信号的时频特征提取。不同于小波变换,小波包分解不仅可以分解脑电信号的低频部分,还可以分解它的高频部分。这种分解既无冗余,也无疏漏,并且能够根据脑电信号的固有特性自适应地选择相应的频带与之对应,对脑电信号进行精准的多层次的时频局部化分析,从而使其具有良好的时频特性。因此,本小节选取小波包分解算法对运动想象脑电信号进行分析,将分解后的信号作为脑电信号的时频特性数据表示。

小波包分解算法的主要思想是在小波变换的基础上,在分解每一级信号时,都通过对低频子带和高频子带的进一步分解,达到高频时间细分和低频频率细分的结果。小波包分解的具体过程如图 4.1 所示。其中 A 代表低频, D 代表高频,角标数字表示分解的层数,分解具有如下关系:

$$S = \mathrm{AAA}_3 + \mathrm{DAA}_3 + \mathrm{ADA}_3 + \mathrm{DDA}_3 + \mathrm{AAD}_3 + \mathrm{DAD}_3 + \mathrm{ADD}_3 + \mathrm{DDD}_3 \qquad (4.8)$$

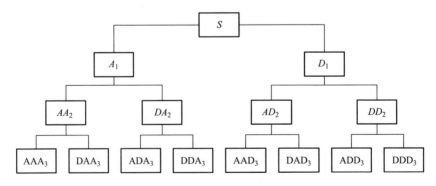

图 4.1　小波包分解树结构示意图

基于小波包的信号分解是通过一对滤波器来实现的。将小波变换的尺度函数和小波基函数分别表示为 $\phi(t)$ 和 $\psi(t)$，设 $h(n)$ 是正交尺度函数 $\phi(t)$ 对应的低通滤波器，$g(n)$ 是正交小波基函数 $\psi(t)$ 对应的高通滤波器，其中，$g(n)=(-1)^{1-n}h(1-n)$，则它们满足以下双尺度方程和小波方程：

$$\psi_{j,k}^{2i}(t)=\frac{1}{\sqrt{2}}\psi^{2i}\left(\frac{2^j k-t}{2^j}\right)=\sum_n h(n)\psi_{j-1,2k-n}^i(t) \tag{4.9}$$

$$\psi_{j,k}^{2i+1}(t)=\frac{1}{\sqrt{2}}\psi^{2i+1}\left(\frac{2^j k-t}{2^j}\right)=\sum_n g(n)\psi_{j-1,2k-n}^i(t) \tag{4.10}$$

其中，i 为节点，即尺度指标；j 为分解级数，即位置指标；信号 $f(t)$ 在第 j 级、k 点处的小波包分解系数可以表示为：

$$d_j^{2i}(t)=\int x(t)\psi_{j,k}^{2i}(t)\mathrm{d}t=\sum_n h(n)d_{j-1}^i(2k-n) \tag{4.11}$$

$$d_j^{2i+1}(t)=\int x(t)\psi_{j,k}^{2i+1}(t)\mathrm{d}t=\sum_n g(n)d_{j-1}^i(2k-n) \tag{4.12}$$

在对脑电信号进行小波包分解时，首先设运动想象脑电信号为 $X\in\mathbb{R}^{C\times T}$；然后对尺度因子与平移因子进行离散化；最后根据式（4.11）和式（4.12），分别提取 X 的小波系数。

根据小波基函数的不同，小波变换的结果也不尽相同。常用的小波基函数有 haar 小波、Morlet 小波和 dbN 小波等。dbN 小波具有较好的正则性，随着阶次 N 的增大，频域的局部化能力越强，频带的划分效果越好。因此，本小节选取 dbN 小波作为小波基函数。

另外，小波包的分解层数决定了用于提取特征值各节点信号所覆盖的频率范围[135]。随着分解层数的增加，特征值的数量随之增加，各特征值所覆盖的频率范围缩小。在脑电信号小波包分解中，选择合适的分解层数，能够使不同频率的脑电信号成分在某些子树层上体现出最大的分类价值，从而提高特征质量，获得较理想的分类结果。当小波包分解层数较少时，提取 EEG 特征时每一层中的节点数较少，所代表的频率范围较广。而随着分解层数的增多，信号的频率范围被逐渐细化。为了获取脑电信号中更多的细节特性，本小节将小波包分解层数选择为4层。最终利用小波包分解算法提取脑电信号 X 的时频特征，将信号分为16组，记为 $F_3 \in \mathbb{R}^{N_3 \times T}$。

4.2.4 脑电信号的多模态特征融合

传统的特征提取方法虽然能够提取脑电信号特征，但单一特征难以完整地表达其中的感觉运动相关信息。本节利用CSP空间滤波算法分别提取脑电信号时间、频率、时频特性的空间特征，并对其进行归一化融合，最终形成脑电信号的多模态特征。图4.2为多模态特征融合的算法流程图。

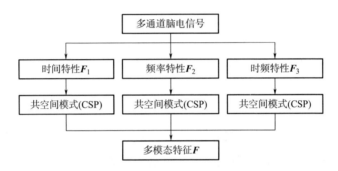

图 4.2　脑电信号的多模态特征融合流程图

首先分别利用时间、频率和时频数据表示方法将多通道运动想象脑电信号表示为不同形式，获得脑电信号的时间特性 F_1、频率特性 F_2、时频特性 F_3。然后采用CSP算法分别提取 F_1、F_2、F_3 的空间特征，并将提取的特征记为 F_1'、F_2'、F_3'。

传统CSP算法仅能对两类数据实现特征差异最大化。而针对多类型运动想象脑电信号进行识别时，可以采用One-Vs-Rest（OVR）将二分类算法推广到多分类问题。OVR的转化思路是通过将多分类问题中的某一类别定义为正类别，其他所有类别定义为负类别，使一个多分类问题转化为多个二分类问题。

对于本章待解决的四分类运动想象意图识别问题，将构造四个空间滤波器 W_L、W_R、W_F、W_T，最大化或最小化每类运动想象数据与其他三类的方差比，如图4.3所示。在单模态范围内对四种类别的脑电信号进行一对多组合，分别计

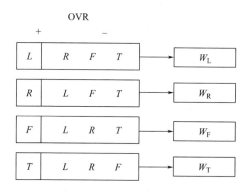

图 4.3　OVR 算法结构图

算每组信号的空间滤波器 W_i, $i = [L, R, F, T]$。将经过空间滤波器滤波后的数据表示为 Z_j, 则运动想象任务训练数据的特征向量定义为:

$$F'_n = \log\left(\sum_j^t Z_j^2\right) \quad (n = 1, 2, 3) \tag{4.13}$$

将得到的多组特征向量 F'_1、F'_2、F'_3 进行初始化匹配, 作为多模态特征 F, 定义为:

$$F = \left[\frac{F'_1}{\|F'_1\|}, \frac{F'_2}{\|F'_2\|}, \frac{F'_3}{\|F'_3\|} \right] \tag{4.14}$$

其中, $\|\cdot\|$ 表示 L2 范数。

4.3　多重加权脑电信号的多模态特征融合

复杂网络理论是复杂科学的一个分支, 涉及图论、统计物理和数据分析。目前, 它常用于研究时间序列数据的潜在动力学信息, 并且已成为时间序列数据长期依赖和分形定量分析领域的一项新兴技术。

从脑电信号的复杂网络结构中提取综合信息, 可以表征脑电信号的时间序列变化和各时间节点间的相互关系。因此, 本章提出一种全新的利用复杂网络实现脑电信号多重加权的数据增强方法。该方法基于多重可视图理论的复杂网络统计特性，通过测量多通道脑电信号时间节点间的连接数量，计算各个节点的连接测度，保留了各时间节点的相关性信息，以此作为权重加强脑电信号的新思路。

自然可视图（natural visibility graph，NVG）是一种复杂网络的表示方法，可以从时间序列中描述复杂系统，并且继承时间序列数据的动态特性，从而获取有关时间序列的有价值信息，具有从图论角度刻画时间序列的功能[156]。自然可视图的拓扑不变量与脑电信号的时间序列数据密切相关。因此，本节将自然可视图应用于运动想象脑电信号分析。

自然可视图算法将时间序列映射到图形网络中，同时保留其时域信息，将单通道时间序列数据的 n 个数据样本点视为图的节点，$V = \{v_i\}$，$i = 1, 2, \cdots, n$。通过下列数学表达式将一个随机时间序列表示为一个无向网络。

$$j_c < j_b + (j_a - j_b)\frac{i_b - i_c}{i_b - i_a} \tag{4.15}$$

其中，两个数据点 a、b 的坐标分别为 (i_a, j_a) 和 (i_b, j_b)；中间点 c 的坐标为 (i_c, j_c)。根据式（4.15），如果能在不被中间点 c 遮挡的情况下，在 a 和 b 的顶点之间画一条直线，则在节点 a 和 b 之间存在一条可视线。图 4.4 给出了时间序列数据的可视图，该可视图中各节点间的连线代表了基于数据样本点间可见性的边缘构造，体现了脑电信号各时间节点间的相关性。

自然可视图算法是将单变量时间序列映射为图形表示的有效工具，能够保留其原有的时间特性。然而在现实生活中，许多像脑电信号这样的真实信号具有多个通道，是一种多变量时间序列，很难表示为单一自然可视图的形式。

考虑到上述问题，本章扩展了单变量 NVG 的思想，构造了一个多层的自然可视图，称为多重可视图（multiple visibility graph，MVG），其中的每一层代表由每个脑电图通道记录构造的子网络。如图 4.5 所示，利用 MVG 将不同 MI 任务的脑电图时间序列转化为复杂网络拓扑结构，继承时间序列数据的动力学特性。由此获取多通道脑电信号时间序列的连接测度，从而利用其增强脑电信号

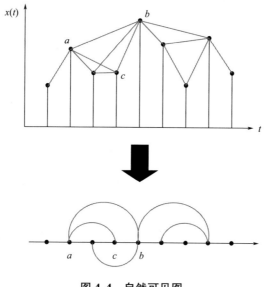

图 4.4　自然可见图

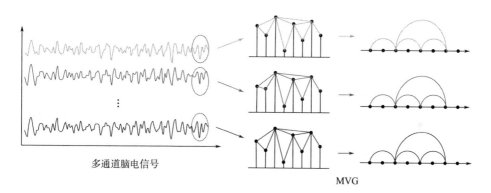

图 4.5　多通道脑电信号时间序列的多重可视图

的特征表达。最后通过融合不同模态的加权脑电特征,获得运动想象脑电信号的多重加权多模态特征,具体步骤如下所示。

步骤 1:根据欧几里德平面概念,将时间序列数据的每个数据采样点作为可视图中的顶点。在脑电信号时间序列数据自然可视图(NVG)的构造中,$G(V,E)$ 表示为一个图,其中 $V = \{v_i\}$,$i = 1, 2, \cdots, n$ 为节点;$E = \{e_i\}$,$i = 1, 2, \cdots, m$ 为图中的边。时间序列 $X(t_i)$，$i=1,2,\cdots,n$，包含 n 个采样点，节点 v_i 对应数据样本点 $x(t_i)$。

步骤2:通过使用 NVG 算法获取可视图中不同节点之间的联系。对任意两个节点,只有在它们具有可见性时,它们之间才有连接。根据 NVG 算法,任何两对节点之间的边只在满足以下规则时才存在:

$$x(t_c) < x(t_a) + \left[x(t_b) - x(t_a) \right] \frac{t_c - t_a}{t_b - t_a} \quad (a < c < b) \qquad (4.16)$$

其中,t_a 和 t_b 是两个任意时间事件;$x(t_a)$ 和 $x(t_b)$ 分别为 t_a 和 t_b 两个时刻的数据样本点;t_c 是 t_a 和 t_b 之间的任一时间事件,即 $t_a < t_c < t_b$,$x(t_c)$ 为 t_c 时刻的数据样本点。

步骤3:针对多通道脑电信号,将每个通道的脑电信号作为 NVG 算法中的时间节点序列。通过式(4.16)确定每个节点的可见线,构造 MVG。并根据 MVG 中节点间的连接性,计算该节点的聚类系数 CC,用来描述脑电信号的时间序列数据,如下式所示:

$$CC(v) = \frac{2N(v)}{D(v)\left[D(v) - 1 \right]} \qquad (4.17)$$

其中, $N(v)$ 是以节点 v 为顶点的三角形的数量;$D(v)$ 为第 v 个节点的度;$CC(v)$ 表示了脑电信号时间序列中各个节点的连接测度。这里没有采用传统的节点度序列的方法,而是探索了网络的另一特征,即聚类系数 CC。其在复杂网络中,保留了各节点的相关性信息,可以获得更稳健的结果。

步骤4:针对脑电信号不同模态特性,利用 MVG 算法获得的节点聚类系数 CC 分别对脑电信号的单模态特性进行加权,可将其表示为:

$$Z_n(v) = CC(v) \times F_n(v) \quad (n = 1,2,3) \qquad (4.18)$$

其中, $F_n(v)$ 为多模态脑电时间序列数据表征,分别对应脑电信号的时间特性、频率特性和时频特性;$Z_n(v)$ 为加权后的多模态脑电信号时间序列。通过聚类系数 CC 对脑电信号特征进行加权能够增强各节点间的互联性,提升脑电信号的数据表达能力。

步骤 5:利用 4.2 节中提出的多模态特征融合算法对加权后的单模态特征进行融合,得到运动想象脑电信号的多重加权多模态特征 $\mathbf{Z}$,如下式所示:

$$\mathbf{Z}'_n = \mathrm{CSP}(\mathbf{Z}_n) \tag{4.19}$$

$$\mathbf{Z} = \left[\frac{\mathbf{Z}'_1}{\|\mathbf{Z}'_1\|}, \frac{\mathbf{Z}'_2}{\|\mathbf{Z}'_2\|}, \frac{\mathbf{Z}'_3}{\|\mathbf{Z}'_3\|}\right] \tag{4.20}$$

多重加权可视图从脑电信号时间序列中提取关键信息,其中聚类系数 CC 不仅反映了一个节点在 MVG 中建立的连接数,也反映了相邻节点之间形成的互连数,提供了有关 MVG 网络的紧凑性信息。利用该系数加权脑电信号时间节点,能够使相应的时间序列数据表达能力得到增强。

4.4　实验结果与可视化分析

4.4.1　实验数据描述

本章实验使用的数据集为 BCI 第四次竞赛的 2a 数据集[157],是常用于脑电信号运动想象意图识别领域的开源数据集。该数据集由九名健康受试者提供的脑电数据组成。受试者根据屏幕提示执行四种不同的运动想象任务,即想象左手(第一类)、右手(第二类)、肺部(第三类)和舌部(第四类)的运动。在信号采集实验中,分别采集每位受试者的训练与测试数据集,每组数据集分六次进行实验,每次实验间隔都伴有短暂的休息。每次实验包含 48 次运动想象任务,其中每种类别的运动想象任务各执行 12 次,每一实验阶段记录的数据集包含 288 次运动想象任务。

在每次实验开始后,进行约 5min 的脑电信号记录,用来估计眼电信号(electro-oculogram,EOG)的影响。每个记录被分成 3 个阶段:睁着眼睛看屏幕上的十字提示 2min;闭眼睛 1min;动眼睛 1min。

实验对象面对电脑屏幕坐在舒适的扶手椅上。在试验开始时($t=0$),一个"×"叉提示标记出现在黑屏上,并伴有一段简短的声音提示。2s 后($t=2$),出现一个指向左、右、下或上的提示箭头并在屏幕上停留 1.25s,对应于四种类型中的一种:左手、右手、足部或舌部,这促使受试者进行预期的运动想象任务。受试者被要求持续进行运动想象任务,直到"×"又在 $t=6s$ 时从屏幕上消失。在经过短暂的休息之后,受试者继续进行下一次实验。该范例如图 4.6 所示。

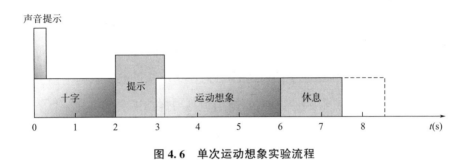

图 4.6 单次运动想象实验流程

实验数据采用 22 个 Ag/AgCl 电极(电极间距离 3.5cm)记录受试者的脑电数据,并记录三个单极 EOG 通道,电极放置位置如图 4.7 所示。所有信号均以左乳突电极为参考电极,右乳突电极为接地点。信号以 250Hz 采样频率采样,采样后信号通过 0.5Hz 至 100Hz 带通滤波器,放大器的灵敏度被设定为 100μV。另外,采用一个 50Hz 的陷波器抑制线路噪声。

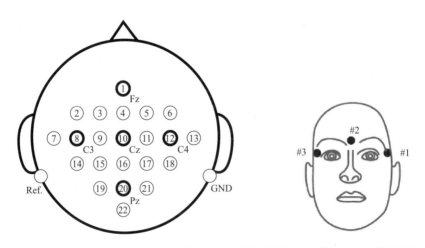

图 4.7 左侧为国际标准 10~20 系统的电极位置,右侧为三个单极 EOG 通道位置

4.4.2　实验结果分析

本章通过分类准确率和 kappa 评分来评价实验算法的识别性能。kappa 评分是常用于脑电信号多分类问题的度量标准,因为它不仅考虑了正确的分类结果,还考虑了错误的分类结果。针对多分类问题,kappa 评分能够反映模型的泛化程度和处理不同类别的一致性。可由下式求得:

$$kappa = \frac{p_o - p_e}{1 - p_e} \tag{4.21}$$

其中,p_o 为识别的准确率,p_e 为每个类的实际样本数与正确预测的样本数乘积之和与总样本数平方的比值。

$$p_e = \frac{a_1 \times b_1 + a_2 \times b_2 + \cdots + a_m \times b_m}{n \times n} \tag{4.22}$$

其中,$a_1, a_2, \cdots, a_m$ 分别为每类动作的实际样本数;$b_1, b_2, \cdots, b_m$ 为每类动作的准确预测样本数。样本的类数为 m;n 为样本总数。

在本章实验中,首先提取 BCI 第四次竞赛的 2a 数据集中所有受试者的单模态、多模态特征与多重加权多模态特征,再使用 SVM 对这些特征进行分类。分类准确率和 kappa 评分见表 4.1,其中括号中为 kappa 评分。表中,单模态特征的结果表示仅考虑 EEG 的时域、频率或时频特性的分类结果,多模态特征表示考虑三种单模态特性并将它们融合后的分类结果,多重加权多模态特征表示经过多重加权后的多模态特征的分类结果。

通过观察表 4.1 中不同特征的分类结果发现,融合后的多模态特征与多重加权多模态特征的分类性能远优于单模态特征,他们的平均分类准确率分别提高 7.09%、3.66%、5.00%;7.84%、4.41%、5.75%。其中,第八位受试者的融合特征较单模态特征的分类效果提升较明显,其中多模态特征的分类精度较三种单模态特征分别提高 8.25%、7.34%、5.50%;多重加权多模态特征的分类精度较三种单模态特征分别提高 9.17%、8.26%、6.42%。对于单模态特征分类效果较低的情况,采用多模态特征与多重加权多模态特征学习方法后,分类效果大大提高。例如,第二位和第六位受试者,他们的多重加权多模态特征的分类效果比仅对脑电信号的时域特征分析时分别提高 9.91% 和 9.09%。这可能是由于单模态特征丢失了一些与运动想象任务相关的重要信息,而多模态特征与多重加权多模态特征学习方法能够保留这些重要信息,更充分地表达了不同运动想象任务的脑电特征。

表 4.1　BCI 第四次竞赛的 2a 数据集的单模态、多模态与
多重加权多模态特征的分类精度与 kappa 评分

受试者	时域特征	频率特征	时频特征	多模态特征	多重加权 多模态特征
A1	75. 89 (0. 6786)	80. 36 (0. 7381)	79. 46 (0. 7262)	83. 93 (0. 7857)	84. 82 (0. 7976)
A2	50. 45 (0. 3399)	54. 96 (0. 3994)	52. 25 (0. 3635)	59. 46 (0. 4596)	60. 36 (0. 4715)
A3	76. 36 (0. 6849)	80. 91 (0. 7454)	79. 09 (0. 7211)	84. 55 (0. 7939)	85. 46 (0. 8060)
A4	58. 80 (0. 4506)	70. 80 (0. 6102)	64. 60 (0. 5278)	68. 20 (0. 5756)	70. 00 (0. 5995)
A5	47. 27 (0. 2954)	45. 45 (0. 2709)	50. 91 (0. 3439)	53. 64 (0. 3811)	51. 82 (0. 3563)
A6	44. 32 (0. 2571)	48. 86 (0. 3179)	47. 73 (0. 3016)	52. 27 (0. 3608)	53. 41 (0. 3786)
A7	77. 48 (0. 6995)	75. 68 (0. 6754)	76. 58 (0. 6875)	81. 08 (0. 7476)	80. 18 (0. 7357)
A8	79. 82 (0. 7308)	80. 73 (0. 7431)	82. 57 (0. 7676)	88. 07 (0. 8410)	88. 99 (0. 8533)
A9	83. 17 (0. 7752)	82. 18 (0. 7620)	79. 21 (0. 7222)	86. 14 (0. 8149)	89. 11 (0. 8545)
平均值	65. 95 (0. 5458)	69. 38 (0. 5914)	68. 04 (0. 5735)	73. 04 (0. 6401)	73. 79 (0. 6506)

值得注意的是,对于那些分类效果有待提高的数据集,本章算法在提高它们分类准确率的同时,更加显著地提高了它们的 kappa 评分。通过观察表 4.1 中的 kappa 评分发现,多模态特征与多重加权多模态特征较单模态特征的平均 kappa 评分分别提高 0.0943、0.0487、0.0666;0.1048、0.0592、0.0771。以第七位受试者为例,他的多模态特征较三种单模态特征的 kappa 评分分别提高 0.0481、0.0722、0.0601;他的多重加权多模态特征较三种单模态特征的 kappa 评分分别提高 0.0362、0.0603、0.0482。而第二位受试者的分类效果虽无明显优势,但他的多模态特征与多重加权多模态特征较三种单模态特征的 kappa 评分有更显著的提高。其中,多模态特征较三种单模态特征的 kappa 评分分别提高 0.1197、0.0602、0.0961;多重加权多模态特征较三种单模态特征的 kappa 评

分分别提高 0.1316、0.0721、0.1080。由此可以看出,单模态特征的分类结果会偏向于某种类型的运动想象任务,而本章提出的多模态特征与多重加权多模态特征能够平衡各类别之间的倾向性。

对比本章提出的多模态特征与多重加权多模态特征,多重加权多模态特征的平均分类效果优于多模态特征,分类准确率和 kappa 评分分别提高 0.75% 和 0.0105。对于大部分受试者,多重加权多模态特征的分类效果优于多模态特征,只有第五位、第七位这两位受试者的多模态特征分类效果较好。由此可见,多重加权实现了对运动想象脑电特征增强的效果。

总体而言,本章提出的多重加权多模态特征融合算法通过构建复杂网络并对脑电信号进行特征加权,能够有效提高不同受试者运动想象特征的表达效果,从而提升任务的识别精度,具有较高的应用价值。

4.4.3 多重加权特征的脑连接矩阵可视化分析

脑连接矩阵(BCM)是一种反映大脑连接性的可视化方法,提供了复杂网络中某种运动想象任务在大脑不同区域间的功能关系[158]。

为了更直观地展现多重加权算法对脑电信号的增强效果,本小节提出基于运动想象脑电信号不同通道之间的相关性,通过亲和度矩阵对加权脑电信号 Z_n 构建不同运动想象任务的 BCM 二维阵列,分析多重加权算法的有效性。亲和度矩阵如下式所示:

$$d(a,b) = 1 - 0.5 \cdot \left\| \frac{a}{\|a\|} - \frac{b}{\|b\|} \right\| \tag{4.23}$$

其中,a、b 表示经过聚类系数 CC 加权的任意两通道脑电信号序列数据;$\|\cdot\|$ 表示 L2 范数归一化。

在亲和度矩阵 BCM 中,行与列都代表脑电信号的通道,每个元素的值表示当前元素所在行与列所属通道间的相关性。其值越高则表示相关性越高,颜色越接近红色;反之则表示相关性较低,越接近蓝色。BCM 为对称矩阵且对角线元素均为 1,这是由于两通道时间序列数据脑电信号间的相似性唯一,且时间序列脑电信号与自身通道完全相关。

图 4.8 为 BCI 第四次竞赛的 2a 数据集中,第九位受试者不同类别脑电信号加权时域特征的脑连接矩阵 BCM。其中,图 4.8(a)~(d)分别对应左手、右手、足部、舌部四种不同运动想象任务。从图 4.8 可以看出,图 4.8(a)~(d)中统一呈现出斜向的椭圆能量分布。这是由于在脑组织传播过程中,单个电极记录了由体积传导效应而产生的多个神经元的混合活动,因此相近的电极会相互作用,相关性较大。比较四幅图可以看出,执行四种运动想象任务时的通道能量明显不同,这是由于

图 4.8 彩图

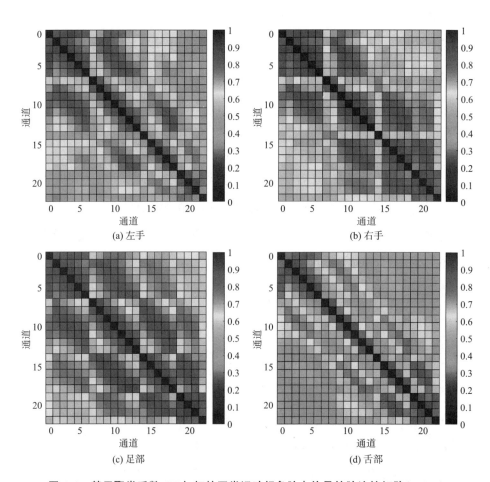

(a) 左手

(b) 右手

(c) 足部

(d) 舌部

图 4.8 基于聚类系数 CC 加权的四类运动想象脑电信号的脑连接矩阵(BCM)

不同的动作是由不同脑区电极通道触发。其中,左手集中于前 10 组通道,右手主要表现在后 10 组通道,足部运动时通道能量分布比较均匀,分布在整个脑区,而舌部运动能量较弱。由此可以看出,经过脑连接矩阵描述的不同运动想象任务的脑电信号有较大差距,因此,多重加权算法能够使不同运动想象任务下的脑电信号被明显地区分开来,提高最终的分类精度。

　　图 4.9 为 BCI 第四次竞赛的 2a 数据集中,第八位受试者不同类别脑电信号加权频率特征的脑连接矩阵 BCM。图 4.9(a)~(e)分别代表脑电信号的不同频带,图 4.9(a)代表 8~12Hz,图 4.9(b)代表 12~16Hz,图 4.9(c)代表 16~20Hz,图 4.9(d)代表 20~24Hz,图 4.9(e)代表 24~30Hz。通过不同频带的脑连通性表征,可以清楚地观察到不同运动想象任务之间的显著差异。其中,左手与右手运动想象

图 4.9 彩图

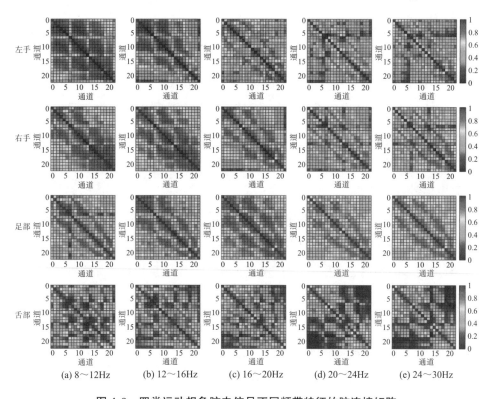

(a) 8~12Hz　　(b) 12~16Hz　　(c) 16~20Hz　　(d) 20~24Hz　　(e) 24~30Hz

图 4.9　四类运动想象脑电信号不同频带特征的脑连接矩阵

任务的相关特征主要呈现在 8~12Hz 与 12~16Hz 区域,但前者的能量主要集中于前 15~20 导联,而后者的能量集中于后 15~20 导联。对于足部运动想象任务,其在 16~20Hz 频带呈现的能量更强,在其余频带能量分布较均匀。舌部运动想象在五个频带的表现都较弱。通过观察图 4.9 中 20 个脑连接矩阵 BCM 可以看出,对于不同运动想象任务下的脑电信号,它们在不同频带所呈现的能量也不相同。由此可知,经过多重加权后,不同运动想象任务脑电信号在不同频率特性表征下具有较大差异。因此,通过使用聚类系数 CC 对各频带脑电信号的时间节点加权增强,有利于不同运动想象任务的识别。

4.5　本章小结

本章通过分析研究脑电信号的时域、频率和时频特性,提出了基于多重加权的脑电信号多模态特征融合算法。首先,将多通道脑电信号映射到多重可视图中,构建脑电信号的复杂网络。将每个通道内的各个时间帧作为节点,根据节点间的互联性计算聚类系数。其次,使用聚类系数分别对脑电信号的时间、频率和时频特征进行加权,实现多模态脑电信号的数据增强。最后,利用多模态特征融合算法将加权后的各模态特征进行融合,有效地对不同运动想象任务的脑电信号进行分类。

基于运动想象脑电信号的深度多模态特征融合算法可以弥补单模态特征表示的信息丢失问题,利用不同特征之间的相互关系丰富脑电信号的数据表征,释放更多的感觉运动相关信息,保证了脑电信号信息传输的完整性。另外,通过构建基于多重可视图的复杂网络,保留了脑电信号各时间节点间的连接测度。并将其作为一种全新的数据增强方式,增强了脑电信号各时间节点间的相关性,提供了更加紧凑的信息。因此,从复杂网络的角度对脑电信号的多模态特征进行加权融合,有助于研究和分析不同脑电信号的运动想象意图。

本章实验使用分类准确率和 kappa 评分进行了算法的有效性分析。实验结果表明,本章提出的多重加权多模态特征融合算法的分类准确率较单一模态特征有较大提升,且优于多模态特征。证明了多模态特征表示方法利用不同模态特征间的联合效应,提高了融合特征的表达能力。并且,从脑电信号的复杂网络结构中提取综合信息,可以用于实现对运动想象脑电信号的增强。

可视化分析中,利用亲和度矩阵,基于脑电信号各通道间的相关性构造脑连接矩阵,分析脑电信号多重加权特征各通道间的相关性,和大脑不同区域与运动想象任务间的关系。可视化分析表明,经过多重加权的脑电信号不同运动想象任务间具有较大差异,有利于对运动想象任务的识别。

第5章　基于受限玻尔兹曼机的 EEG 深度多模态特征学习算法

5.1　引言

　　融合脑电信号不同模态的特征虽然可以弥补单模态特征中的信息丢失,释放更多的感觉运动相关信息。但对特征的融合势必会增加特征的维度,对分类效果造成影响。因此,如何在降低特征维度的同时极大程度保留特征中的相关信息,成为融合多模态特征时面临的技术难点。

　　针对脑电信号的高维特性,研究者们提出了一些专注于降低其特征维度的特征提取算法。Jirayucharoensak 等人结合功率谱密度和主成分分析(PCA)提出了一种基于堆叠式自编码器的 EEG 特征提取算法[159]。Sadatnejad 等人提出了应用于运动想象 BCI 系统的对称正定矩阵流形的非线性降维核,试图在特征空间中保留数据点的拓扑结构[160]。Mirsadeghi 等人通过功率、协方差和各种熵来获得脑电信号的基本特征,并使用局部线性嵌入(locally linear embedding,LLE)降低特征维数[161]。这些非线性降维技术都在一定程度上降低了脑电信号的维度,能够对不同运动想象任务的脑电信号进行可视化和分类,但效果并不显著。

　　近年来,基于深度学习网络的脑电信号意图识别研究引起了众多学者的关注。Li 等人提出了具有混合深度结构的受限玻尔兹曼机(restricted Boltzman machine,RBM)[162]和时空判别受限玻尔兹曼机(ST-DRBM)[163],并将其应用于事件相关电位的检测。Lu 等人将经 FFT 或小波包分解后的脑电信号频域特征用于深度受限玻尔兹曼机的网络训练,进而识别运动想象任务[102]。在深度 RBM 网络结构中,通常假设顶层网络的数据集服从高斯分布。但在实际脑电数据集中,异常的离群值不可避免,在此分布下的特征提取算法对异常数据较为敏感,会影响特征的表达能力。

针对上述问题,本章提出了一种基于 RBM 的深度多模态特征学习算法,Pt-RBMs 即(RBMs parameters adjusted by t-SNE)。首先,根据脑电信号的特点构建多模态融合特征。其次,根据数据空间中各节点间的概率分布构建预训练网络模型,并利用 t-SNE 算法优化网络参数。最后,使用训练好的 Pt-RBMs 网络对多模态特征进行降维学习以提高分类效率。

5.2　深度多模态特征学习算法 Pt-RBMs

Pt-RBMs 是由多层受限玻尔兹曼机和反向传播组成的深度前馈神经网络。该网络通过最小化高维数据空间 X 与低维潜在空间 Y 之间的对比散度学习彼此间的参数映射,并采用非参数降维技术 t-SNE 调整网络参数。图 5.1 展示了基于 Pt-RBMs 网络的多模态运动想象脑电信号识别流程,包括多模态特征融合模块、深度多模态特征学习模块和分类模块。

深度多模态特征学习模块由 Pt-RBMs 网络构成,包括以下两个阶段:第一阶段是网络的预训练,首先训练一组 RBM 网络,然后利用 RBM 网络堆栈构造预先训练好的深度前馈神经网络;第二个阶段是网络的参数调整,利用 t-SNE 算法对预先训练好的网络进行反向传播。

5.2.1　基于 RBM 的网络预训练

RBM 是一种生成式人工神经网络,它使用能量函数模型学习给定数据集上的概率分布。通过 RBM 学习到的信号特征能够真实地反映数据中的内在信息,是学习数据概率表示的良好模型,有利于特征的后续分析。

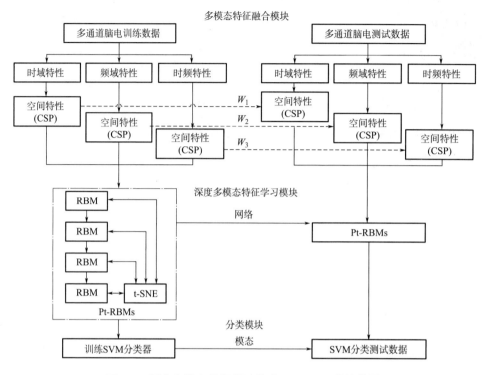

图 5.1 深度多模态特征学习算法 Pt-RBMs 的结构图

基于 RBM 的深度置信网络(deep belief network, DBN)是由多层 RBM 堆叠而成的深度学习网络,是深度学习中具有代表性的方法之一。它既可以用于非监督学习,也可以用于监督学习,受到研究者的广泛关注。与传统神经网络相比,DBN 由多层神经元构成,可以被当作一个概率生成模型,它能够生成观测数据与标签之间的联合分布模型。通过训练各神经元间的网络参数,使整个神经网络根据最大概率生成训练数据。

如图 5.2 所示的 DBN 是一个四层 RBM 网络。每层 RBM 网络由多个可视神经元 $v = (v_1, v_2, \cdots, v_{n_v})$ 与隐含神经元 $h = (h_1, h_2, \cdots, h_{n_h})$ 构成,其中,n_v 和 n_h 分别为可视节点的个数与隐含节点的个数。

由于 RBM 是一种基于能量的模型(马尔科夫随机场的一个特例),其节点一般服从伯努利分布。其中,可视节点 v 对原始数据进行建模,隐含节点 h 对数

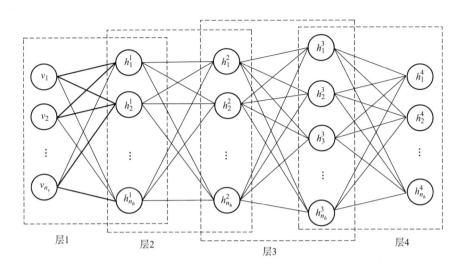

图 5.2　DBN 结构图

据的潜在结构进行建模。因此,需要为其定义一个能量函数,并根据能量函数得到相关的概率分布函数。

对于一组给定的状态 (v,h),可将其能量函数定义为:

$$E_\theta(v,h) = -\sum_{i=1}^{n_v} a_i v_i - \sum_{j=1}^{n_h} b_j h_j - \sum_{i=1}^{n_v} \sum_{j=1}^{n_h} h_j w_{ij} v_i \tag{5.1}$$

其中, $\boldsymbol{a} = (a_1, a_2, \cdots, a_{n_v})$, $\boldsymbol{b} = (b_1, b_2, \cdots, b_{n_h})$,分别为可见层与隐含层中各神经元的偏置; $\boldsymbol{W} = (w_{ij}) \in \mathbb{R}^{n_h \times n_v}$ 为隐含层与可见层之间的权值矩阵, w_{ij} 表示隐含层中第 i 个神经元与可见层中第 j 个神经元之间的连接权重; $\theta = (W, a, b)$ 表示 RBM 网络的参数。

根据式(5.1)定义的能量函数 $E_\theta(v,h)$,得到状态 (v,h) 的联合概率分布为:

$$P_\theta(v,h) = \frac{1}{Z_\theta} \mathrm{e}^{-E_\theta(v,h)} \tag{5.2}$$

其中, Z_θ 为归一化因子,是所有情况下能量的总和,如下式所示:

$$Z_\theta = \sum_{v,h} \mathrm{e}^{-E_\theta(v,h)} \tag{5.3}$$

在实际应用中,可见层数据 v 的概率分布 $P_\theta(v)$ 对应 $P_\theta(v,h)$ 的边缘分布,也被称为似然函数：

$$P_\theta(v) = \sum_h P_\theta(v,h) = \frac{1}{Z_\theta} \sum_h e^{-E_\theta(v,h)} \tag{5.4}$$

同理，可以得到：

$$P_\theta(h) = \sum_v P_\theta(v,h) = \frac{1}{Z_\theta} \sum_v e^{-E_\theta(v,h)} \tag{5.5}$$

当可见层上的所有神经元为给定状态时，隐含层上某个神经元被激活的概率为 $P(h_k = 1 \mid v)$，可将能量函数改写为：

$$E_\theta(v,h) = -\beta(v,h_{-k}) - h_k \alpha_k(v) \tag{5.6}$$

其中，

$$\alpha_k(v) = b_k + \sum_{i=1}^{n_v} w_{k,i} v_i \tag{5.7}$$

$$\beta(v,h_{-k}) = \sum_{i=1}^{n_v} a_i v_i + \sum_{\substack{j=1 \\ j \neq k}}^{n_h} b_j h_j + \sum_{i=1}^{n_v} \sum_{\substack{j=1 \\ j \neq k}}^{n_h} h_j w_{ij} v_i \tag{5.8}$$

将能量函数中 h_k 分量独立分出。$-h_k \alpha_k(v)$ 代表 h_k 的部分，$-\beta(v,h_{-k})$ 代表其余的部分。

因此，能够得到下式：

$$P(h_k = 1 \mid v) = \mathrm{Sigmoid}\left(b_k + \sum_{i=1}^{n_v} w_{k,i} v_i\right) \tag{5.9}$$

$$P(v_k = 1 \mid h) = \mathrm{Sigmoid}\left(a_k + \sum_{j=1}^{n_h} w_{j,k} h_j\right) \tag{5.10}$$

其中，$P(v_k = 1 \mid h)$ 为对可视神经元 v 的重构，$\mathrm{Sigmoid}(x) = \dfrac{1}{1 + e^{-x}}$。

由于 RBM 模型为二部无向图模型，当给定可见层神经元状态时，可以认为各隐含层神经元的激活条件独立；反之，当给定隐含层神经元的状态时，各可见层神经元的激活条件也各自独立。因此，可将条件概率分布 $P(h \mid v)$ 和 $P(v \mid h)$ 表示为：

$$P(h \mid v) = \prod_{j=1}^{n_h} P(h_j \mid v) \tag{5.11}$$

$$P(v \mid h) = \prod_{i=1}^{n} P(v_i \mid h) \qquad (5.12)$$

给定一组训练样本数据 $\boldsymbol{X} = (v^1, v^2, \cdots, v^n) \in \mathbb{R}^{n \times n_v}$，其中 $v^i = (v_1^i, v_2^i, \cdots, v_{n_v}^i)$，$i = 1, 2, \cdots, n$，为单个训练样本，$n$ 为训练数据 $\boldsymbol{X}$ 的样本数量。训练 RBM 网络就是通过调整网络参数 θ 来拟合给定的训练样本，使在该网络参数下由 RBM 训练后的数据概率分布与训练数据的概率分布最大可能相一致。因此，训练 RBM 的目标函数 $\mathcal{L}_\theta$ 如下式所示：

$$\mathcal{L}_\theta = \prod_{i=1}^{n} P(v^i) \qquad (5.13)$$

为了降低计算复杂度，根据函数 $\mathrm{In}x$ 的单调性，将目标函数替换为最大化 $\mathrm{In}\,\mathcal{L}_\theta$，如下式：

$$\mathrm{In}\,\mathcal{L}_\theta = \mathrm{In} \prod_{i=1}^{n} P(v^i) = \sum_{i=1}^{n} \mathrm{In}P(v^i) \qquad (5.14)$$

对目标函数进行迭代逼近，其迭代格式为：

$$\theta := \theta + \eta \, \frac{\partial \mathrm{In}\,\mathcal{L}_\theta}{\partial \theta} \qquad (5.15)$$

其中，$\eta > 0$ 为学习率。

对于式(5.15)中的关键梯度 $\dfrac{\partial \mathrm{In}\,\mathcal{L}_\theta}{\partial \theta}$，使用 k 步对比散度算法(contrastive divergence, CD)分别对其中各分量近似估计。

$$\frac{\partial \mathrm{In}P(v)}{\partial w_{ij}} \approx P(h_i = 1 \mid v^{(0)})v_j^{(0)} - P(h_i = 1 \mid v^{(k)})v_j^{(k)} \qquad (5.16)$$

$$\frac{\partial \mathrm{In}P(v)}{\partial a_i} \approx v_i^{(0)} - v_i^{(k)} \qquad (5.17)$$

$$\frac{\partial \mathrm{In}P(v)}{\partial b_i} \approx P(h_i = 1 \mid v^{(0)}) - P(h_i = 1 \mid v^{(k)}) \qquad (5.18)$$

其中，$v^{(0)}$ 代表初始状态的可见层节点；$v^{(k)}$ 代表 k 步 CD 算法后网络参数下的可见层节点。

因此，对于每一层 RBM 网络，可通过下式对网络参数 θ 进行训练。

$$CD_k(\theta,v) = -\sum_h P(h \mid v^{(0)}) \frac{\partial E(v^{(0)},h)}{\partial \theta} + \sum_h P(h \mid v^{(k)}) \frac{\partial E(v^{(k)},h)}{\partial \theta}$$

$$(5.19)$$

$$\Delta w_{ij} = \Delta w_{ij} + \eta \left[P(h_i = 1 \mid v^{(0)}) v_j^{(0)} - P(h_i = 1 \mid v^{(k)}) v_j^{(k)} \right] \quad (5.20)$$

$$\Delta a_j = \Delta a_j + \eta \left[v_j^{(0)} - v_j^{(k)} \right] \quad (5.21)$$

$$\Delta b_i = \Delta b_i + \eta \left[P(h_i = 1 \mid v^{(0)}) - P(h_i = 1 \mid v^{(k)}) \right] \quad (5.22)$$

在 DBN 网络训练中,如图 5.2 所示,只需逐层训练 RBM 堆栈,就可以获得整个网络的训练参数。首先将训练数据 $X \in \mathbb{R}^n$ 输入第一层 RBM 网络中进行训练,得到该层的网络参数 θ 和各隐含层节点。然后将第一层 RBM 网络中隐含节点的值作为训练第二层 RBM 网络的输入数据。重复此过程,完成整个 DBN 网络的训练。

在本章提出的 Pt-RBMs 网络的预训练阶段,N 层 RBM 网络中,前 $N-1$ 层训练时使用 Sigmoid 激活函数进行迭代,这使得隐含层具有伯努利分布。为了使网络的输出更加稳定,在对第 N 层网络进行训练时,使用线性激活函数进行迭代。经过 N 层网络训练,RBMs 的无向权值与可见单元的偏差被解开,将RBMs 的栈转化为一个训练好的前馈网络,就此完成 Pt-RBMs 网络的逐层预训练,为之后的调整阶段提供准备。

5.2.2　基于 t-SNE 算法的网络调整

在 RBM 网络结构中,通常假设顶层网络的数据集服从高斯分布。但在实际应用中,当数据集中存在异常点时,高斯分布的拟合结果往往会偏离大多数样本所在的位置。t-SNE 算法中采用的 t 分布是典型的长尾分布,它可以保留少量异常点做出的贡献。因此,本章采用 t-SNE 调整 RBM 的网络参数,减少异常值对 RBM 网络的影响。

在传统 SNE 算法中,使用条件概率表示两个数据之间的相似性,假设 x_i 和 x_j 是高维空间中的两个点,且服从以 x_i 为中心方差为 σ_i 的高斯分布,那么 x_j 作为 x_i 邻域的条件概率为 $p_{j|i}$,定义如下:

$$p_{j|i} = \frac{\exp\left(-\dfrac{\|x_i - x_j\|^2}{2\sigma_i^2}\right)}{\sum\limits_{k \neq i} \exp\left(-\dfrac{\|x_i - x_k\|^2}{2\sigma_i^2}\right)} \tag{5.23}$$

低维空间点 y_i 和 y_j 是由高维空间点 x_i 和 x_j 映射而来的,将低维空间数据的高斯分布方差设定为 $1/\sqrt{2}$,那么 y_j 是 y_i 邻域的条件概率也可以使用高维空间的表示方法来定义。其定义方法如下式所示:

$$q_{j|i} = \frac{\exp(-\|y_i - y_j\|^2)}{\sum\limits_{k \neq i} \exp(-\|y_i - y_k\|^2)} \tag{5.24}$$

若 y_i 和 y_j 能真实地反映高维数据点 x_i 和 x_j 之间的关系,那么 $q_{j|i}$ 应与 $p_{j|i}$ 无限接近。这里使用 Kullback−Leibler(KL)散度表示两个概率分布之间的差异,代价函数表示为:

$$C = \sum_i KL(P_i \parallel Q_i) = \sum_i \sum_j p_{j|i} \log \frac{p_{j|i}}{q_{j|i}} \tag{5.25}$$

$$\frac{\delta C}{\delta y_i} = 2 \sum_j (p_{j|i} - q_{j|i} + p_{i|j} - q_{i|j})(y_i - y_j) \tag{5.26}$$

从代价函数表达式可以看出,当 $p_{j|i}$ 较大,$q_{j|i}$ 较小时,代价较高;但 $p_{j|i}$ 较小,$q_{j|i}$ 较大时,代价反而变低,这与实际情况不符。造成这一现象的主要原因是由于 KL 距离是一个非对称的度量方式。因此,采用更加通用的联合概率分布代替原始的条件概率,且 $p_{ij} = q_{ji}$,表示为:

$$p_{ij} = \frac{p_{j|i} + p_{i|j}}{2n} \tag{5.27}$$

由此,利用梯度下降法对代价函数进行优化,将原空间中的分布表示在低维映射上。可以将代价函数表达式改写为下式:

$$C = KL(P \parallel Q) = \sum_{i \neq j} p_{ij} \log \frac{p_{ij}}{q_{ij}} \tag{5.28}$$

由式(5.28)可以看出,利用联合概率替换条件概率对 SNE 算法进行改进,既满足了对称性,又简化了计算量。但从 SNE 的可视化效果可以看出,不同簇之间的点在映射到低维空间后距离缩小,尤其是较远距离和中等距离的点,在低维空间的距离被大大缩小。这就导致了高维空间中分离的簇,在低维空间中分离并不明显。这种由于高维空间与低维空间之间的体积差异导致的特征聚集被称为 SNE 的拥挤问题。

为了解决拥挤问题,保持高维空间的分布形式不变,使用 t 分布代替原本低维空间中的高斯分布。

因此,将低维空间的概率分布改写为下式:

$$q_{ij} = \frac{(1 + \|y_i - y_j\|^2)^{-1}}{\sum_{k \neq l} (1 + \|y_k - y_l\|^2)^{-1}} \tag{5.29}$$

将数据空间映射到由前馈神经网络定义的潜在空间之后,可以将 q_{ij} 改写为下式:

$$q_{ij} = \frac{\left(1 + \dfrac{\|f(x_i \mid W) - f(x_j \mid W)\|^2}{\alpha}\right)^{-\frac{\alpha+1}{2}}}{\sum_{k \neq l} \left(1 + \dfrac{\|f(x_k \mid W) - f(x_l \mid W)\|^2}{\alpha}\right)^{-\frac{\alpha+1}{2}}} \tag{5.30}$$

其中,α 代表 t 分布的自由度。

联合概率构成的代价函数对权值 W 的梯度表示为:

$$\frac{\delta C}{\delta W} = \frac{\delta C}{\delta f(x_i \mid W)} \frac{\delta f(x_i \mid W)}{\delta W} \tag{5.31}$$

其中,

$$\frac{\delta C}{\delta f(x_i \mid W)} = \frac{2\alpha + 2}{\alpha} \sum_j (p_{ij} - q_{ij})(f(x_i \mid W)$$

$$- f(x_j \mid W)) \left(1 + \frac{\|f(x_i \mid W) - f(x_j \mid W)\|^2}{\alpha}\right)^{-\frac{\alpha+1}{2}}$$

$$\tag{5.32}$$

在 Pt-RBMs 网络的调整阶段,首先,通过计算高维数据间的联合概率构建高维空间中的概率分布。将概率值较大的两个高维对象认定为构成相似关系,而概率值相对较小的两个高维对象将被认定为不构成相似关系。同时,使用

t-SNE 算法改进低维空间对象之间的联合概率,与高维空间相同,构建出一个低维空间中的概率分布。其次,将高维空间和低维空间的两个相似的概率分布进行匹配,尽可能使两个概率分布保持相同。再次,通过梯度下降法,最小化由 t-SNE 算法改进的联合概率构成的代价函数,如式(5.31)所示,对预先训练好的 Pt-RBMs 网络进行精细化调整,更新其网络参数。最后,得到调整后的 Pt-RBMs 网络模型。

5.2.3　基于脑电信号多模态特征的 Pt-RBMs 网络训练

多模态脑电特征能够更全面地体现脑电信号运动想象的特性,但这种数据表示方法会造成特征维度过大的问题。Pt-RBMs 算法通过从多模态特征中进一步提取脑电信号的深度特征,在降低特征维度的同时使不同运动想象任务的脑电特征差异最大化。

在 Pt-RBMs 网络的深度多模态特征融合模块中,根据4.2.4节中提出的多模态特征表示方法提取脑电信号各模态特征 $F'_n(n=1,2,3)$,并使用 PCA 算法初步提取多模态融合特征的主成分,记为 F'。

$$F' = \text{PCA}\left(\left[\frac{F'_1}{\|F'_1\|}, \frac{F'_2}{\|F'_2\|}, \frac{F'_3}{\|F'_3\|}\right]\right)$$

$$(5.33)$$

在 Pt-RBMs 网络的深度多模态特征学习模块中,首先采用一个四层受限玻尔兹曼机,将 F' 作为可见层的输入进行逐层预训练。其采用的网络结构为 X—500—500—2500—d,如图 5.3 所示。其中,X 表示输入的多模态特征的维度,d 表示经过 RBMs 深度学习后的特征维度。在 RBM 训练中,使用 Sigmoid 函数作为网络前三层隐含层的激活函数。在这一部分中,使用的学习率为 0.007,权重为 0.005,迭代次数为 70

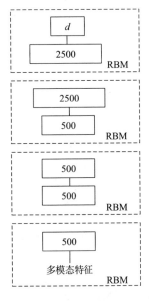

图 5.3　每层 RBM 网络中的可视节点与隐含层节点数目示意图

次。其中,前十次迭代的动量为0.5,其余为0.7。在 RBM 训练的最后阶段,也就是第四个隐含层部分,使用线性激活函数。在这一部分中,使用的学习率为0.0002,权重为0.003,迭代次数为80,前十次迭代的动量为0.6,其余为0.8。

在 Pt-RBMs 网络的调整阶段,使用 t-SNE 算法改进的代价函数作为深度RBM 预训练网络模型的反向传递函数。通过使代价函数最小化,对建立好的RBMs 网络进行参数调整,保留了数据在潜在空间中的局部结构,其反向传播的过程如图 5.4 所示。为了便于预先计算 Pt-RBMs 算法中所需的高维空间联合概率分布,需要将训练数据按批次细分。这里选取 100 个数据点为一个批次,使用 KL 散度最小化高维可视空间与低维潜在空间的联合概率分布差异,并进行 50 次迭代,对 Pt-RBMs 网络进行反向传播参数优化。在 Pt-RBMs网络的参数调整实验中,将条件分布概率 P_i 的复杂度即高斯分布的方差 σ_i设为 25。

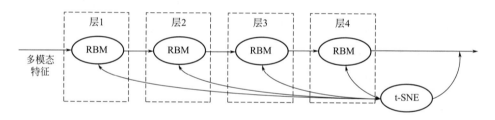

图 5.4　利用 t-SNE 调整 RBMs 预训练网络的结构图

5.2.4　Pt-RBMs 网络最优参数的选取

在 Pt-RBMs 网络的整个学习过程中,潜在空间的维度 d 与 t 分布的自由度α 是对学习结果影响较大的两个参数。d 表示经过 Pt-RBMs 网络训练后的特征维度。d 的值越大,特征含有的信息越多,冗余也越大。d 的值越小,特征信息变少,后续处理速度加快,但较小的 d 不能完整映射高维数据的有效信息。α是网络调整阶段使用的 t 分布自由度。它的值越大,t 分布的尾部越薄;值越小,尾部越长。

　　另外,由于 α 的值与拥挤问题的大小有关,而拥挤问题的大小取决于数据的固有维数与潜在空间维数之间的比值。当 α 的值较小时,由于潜在空间不同数据点之间产生更强的排斥力,会导致数据中自然簇之间的间距增大。相反,当 α 的值较大时,数据中自然簇之间的分离较小,从而能够使潜在空间中有更多的空间可以适当地对数据的局部结构进行建模,但会导致由于异常点造成的样本偏离。因此,寻找最优的维度 d 与自由度 α 在 Pt-RBMs 算法中尤为重要。

　　为了找到最优的参数组合,使用 BCI 第四次竞赛的 2a 中的第一位受试者的数据对 d 和 α 的最优值进行遍历搜索。设置 d 的遍历搜索范围为 5~70,步长为 5。而 α 遍历搜索范围为 4~48,步长为 4。利用本章提出的深度多模态特征学习方法,设置不同的潜在空间维度 d 和 t 分布自由度 α 来计算分类精度,结果如图 5.5 所示。图 5.5(b)是图 5.5(a)的俯视图。从图 5.5(b)可以清楚地看出,维度 d 越大,准确率越高。当 d 的值在 60 和 70 时,均出现了最优分类结果。考虑到算法的时效性,这里选取了潜在空间维数 $d=60$。而自由度 α 为 32 时的网络对特征的还原程度最佳。因此,选取 t 分布的自由度为 $\alpha=32$。

图 5.5 彩图

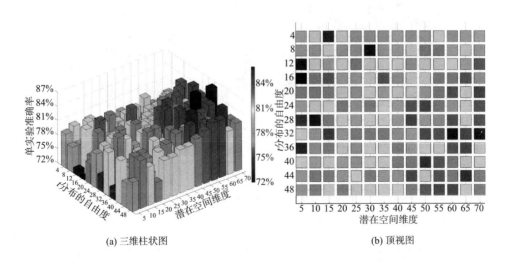

(a) 三维柱状图　　　　　　　　　　(b) 顶视图

图 5.5　选择最优参数 α 和 d

5.3　实验结果与可视化分析

5.3.1　实验数据描述

在本章实验中,使用了两组包含四类运动想象任务的脑电信号数据集。第一组数据集为 BCI 第四次竞赛的 2a 数据集,该数据集的采集方式与数据结构在第 4 章中有详细的介绍。

第二组数据集为实验室采集数据集,该数据集采用 Neuroscan 脑电信号采集设备,采集不同运动想象任务的脑电数据,如图 5.6 所示。

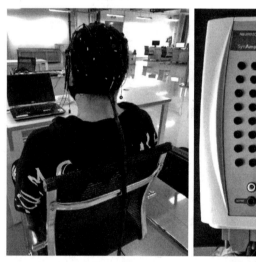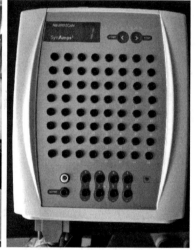

(a) 实验采用的带有68个电极的电极帽　　　(b) Neuroscan脑电信号采集装置

图 5.6　实验采用的脑电信号采集设备

Neuroscan 脑电采集分析系统是 Neuroscan 公司为心理学、人工智能、生物医学、神经语言学、脑机接口等多个研究领域提供的一套脑电分析系统。Neuroscan 已经通过 FDA 认证和 CE 认证,成为脑电信号相关研究领域的行业标准。目前,现今全球有 4000 多个重点实验室和研究团队在使用 Neuroscan 进行相关研究。

　　在脑电信号采集实验中,受试者进行的四类运动想象任务分别为右肘伸展、右肘屈曲、左肘伸展和左肘屈曲。头皮电极放置位置如图 5.7 所示,其中采样通道为 64 头皮电极与 4 参考电极,采样频率为 500Hz,并在 Neuroscan 端进行了 50Hz 的低通滤波处理。

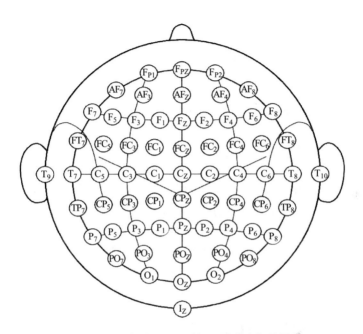

图 5.7　国际标准 10~20 的 64 导联电极位置图

　　在采集脑电信号时,受试者被要求坐在一张舒适的椅子上,面对屏幕,保持身体直立放松。通过屏幕上的指示,执行四种不同的运动想象命令,试验流程如图 5.8 所示。在每次样本采集的开始,即 $t = 0$ 时,屏幕中央出现一个红色的圆形开始标记,提示受试者数据采集将要开始。屏幕上的红色开始圆形将持续亮起 2s,为受试者提供充足的准备时间。当 $t = 2s$ 时,屏幕上出现“伸”或“屈”的字样,用于提示受试者做相应的手肘伸屈运动的想象。提示字符将于屏幕正中停留 3s,3s 运动想象过后,有 1s 的空余时间。之后受试者进行 2s 的放松与休息,再次进入下一次实验。其中每个运动想象任务执行 230 次,四种运动想象任务共执行 920 次。

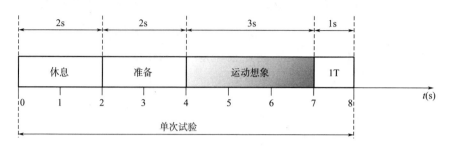

图 5.8 单次运动想象试验流程

5.3.2 实验结果

本章利用 Pt-RBMs 网络提取脑电信号的深度多模态特征,并使用分类算法 SVM 对学习后的特征进行分类。将该算法的识别准确率和 kappa 评分分别与其他使用相同数据集的基线方法进行比较,见表 5.1 和表 5.2。

表 5.1 采用 BCI 第四次竞赛的 2a 数据集的几种不同算法的分类准确率对比结果
(每位受试者的最佳分类效果以粗体字显示)

受试者	FBCSP[144]	FBCSP-SVM[105]	CW-CNN[105]	BO[145]	单片网络[146]	SCSSP[147]	DFFN[148]	本章提出的方法
A1	76.00	82.29	86.11	82.12	83.13	67.88	83.20	**86.6071**
A2	56.50	60.42	60.76	44.86	65.45	42.18	**65.69**	61.2613
A3	81.25	82.99	86.81	86.60	80.29	77.87	**90.29**	87.2727
A4	61.00	72.57	67.36	66.28	**81.60**	51.77	69.42	75.2000
A5	55.00	60.07	62.50	48.72	**76.70**	50.17	61.65	64.5455
A6	45.25	44.10	45.14	53.30	**71.12**	45.97	60.74	65.9091
A7	82.75	86.11	**90.63**	72.64	84.00	87.5	85.18	83.7838
A8	81.25	77.08	81.25	82.33	82.66	85.79	84.21	**89.9083**
A9	70.75	75.00	77.08	76.35	80.74	76.31	85.48	**92.0792**
平均值	67.75	71.18	73.07	68.13	78.41	65.05	76.44	**78.5074**

表 5.2　采用 BCI 第四次竞赛的 2a 数据集的几种不同算法的 kappa 评分对比结果

(每位受试者的最佳 kappa 评分以粗体字显示)

受试者	SS-MEMDBF[149]	Miao 等提出的方法[150]	单片网络[146]	FBCSP-SVM[105]	CW-CNN[105]	sMLR[151]	TSSM-SVM[152]	本章提出的方法
A1	**0.86**	0.6481	0.67	0.7640	0.8150	0.7407	0.70	0.8214
A2	0.24	0.3657	0.35	0.4720	0.4770	0.2685	0.32	**0.4838**
A3	0.70	0.6632	0.65	0.7730	**0.8240**	0.7685	0.75	0.7696
A4	**0.68**	0.5046	0.62	0.6340	0.5650	0.4259	0.54	0.6664
A5	0.36	0.3241	**0.58**	0.4680	0.5000	0.2870	0.32	0.5024
A6	0.34	0.2963	0.45	0.2550	0.2690	0.2685	0.34	**0.5301**
A7	0.66	0.7188	0.69	0.8150	**0.8750**	0.7315	0.70	0.7837
A8	0.75	0.6354	0.70	0.6940	0.7500	0.7685	0.69	**0.8655**
A9	0.82	0.6458	0.64	0.6670	0.6940	0.7963	0.77	**0.8942**
平均值	0.60	0.5336	0.59	0.6160	**0.6410**	0.5617	0.571	0.6278

表 5.1 中,FBCSP 算法[144]是最早应用于多类运动想象 EEG 信号的方法之一。它是 CSP 改进的经典算法,采用支持向量机分类器对 FBCSP 提取的特征进行分类。FBCSP-SVM[105]是 FBCSP 的改进版本,它采用 Hilbert 变换法提取信号的包络线,然后选择 SVM 对特征进行分类。BO[145]是在提取 CSP 特征的基础上采用贝叶斯优化的超参数优化方法。这三种算法都是 CSP 的改进算法,与它们相比,除 FBCSP-SVM 算法第七位受试者以外,本章算法中每位受试者的分类精度均优于其他算法,且平均准确率比 FBCSP 高 10.76%,比 BO 高 10.38%,比 FBCSP-SVM 高 7.33%。SCSSP 算法是 Aghaei 等人提出的一种空间光谱综合通用空间格局算法。该方法考虑了脑电信号的频谱特征,而本章提出的方法考虑了脑电信号的时域、频率和时频域特征。在大多数数据集上,本章算法的分类效果优于 SCSSP 算法,且平均准确率提高 13.46%。由此可以看出,本章提出算法的分类精度优于其他 CSP 改进算法。

在单片网络方法(monolithic network)中,Bashashati 等人[146]使用一种改进

的判别滤波器组公共空间模式（DFBCSP）提取信号特征，并提出了贝叶斯优化的 CNN 网络。CW-CNN[105] 算法将提取的 FBCSP 特征输入 CNN 进行分类。DFFN[148] 算法是一种利用 CSP 和 CNN 进行密集特征融合的深度学习算法。这三种算法都采用 CNN 学习 CSP 提取的空间特征。将本章算法与它们进行对比，本章算法的平均分类准确率最高，较单片网络方法、CW-CNN、DFFN 分别提高 0.10%、5.44%、2.07%。对比它们的平均 kappa 得分，CW-CNN 第六位受试者的 kappa 得分仅为 0.2690，低于本章算法的 0.5301，单片网络方法算法第二位受试者 kappa 得分仅为 0.35，低于本章算法的 0.4838。由此可见，考虑脑电信号的多模态特征进行深度学习得到的分类结果优于仅使用部分特征进行深度学习的方法。

表 5.2 中，SS-MEMDBF 是 Gaur 等人[149] 提出的一种基于多元经验模式分解的运动想象任务识别方法。该算法中第一和第四位受试者的 kappa 评分具有一定优势，但第二位受试者的 kappa 得分仅为 0.24，而本章算法第二位受试者的 kappa 得分为 0.4838。这表明，SS-MEMDBF 算法在此数据集上的分类结果可能偏向于某些任务类型。

综上所述，本章所提出算法的平均分类准确率为 78.51%，其他算法的平均分类准确率在 65.05%～78.41%，超过所有比较算法。kappa 评分也超过大多数算法，并且具有四个最佳 kappa 评分，分别由受试者 A2、A6、A8、A9 提供。因此可以证明，本章提出的 Pt-RBMs 多模态特征学习算法对脑电信号运动想象意图的识别准确率较其他算法有所提高。

将本章提出的 Pt-RBMs 深度多模态特征学习算法应用于本章采用的第二组数据集，实验采集的左右肘部关节伸屈四类运动想象数据，得到的平均准确率为 87.17%，kappa 评分为 0.8289。利用混淆矩阵观察 Pt-RBMs 算法对肘部伸屈数据集的识别效果，见表 5.3。其中，混淆矩阵对角线上的值为各类任务的正确识别率，可以看出左手肘的伸屈运动比右手肘的伸屈运动的分类准确率更高。左手肘伸或屈运动与右手肘伸或屈运动的混淆度较低，而同侧手肘的弯曲伸展两类运动想象任务较容易混淆，区分度较低。这说明左右两侧运动产生的脑电信号差异性较高,而同侧部位不同运动想象任务的脑电信号差异性较小,容易混淆。

表 5.3　采用深度多模态特征学习算法 Pt-RBMs 对左右肘关节伸屈四类运动想象数据集分类的分类准确率混淆矩阵表

项目		预测结果			
		左手肘伸展	左手肘弯曲	右手肘伸展	右手肘弯曲
真实结果	左手肘伸展	88.71%	10.48%	0.81%	0.00%
	左手肘弯曲	6.48%	88.89%	2.78%	1.85%
	右手肘伸展	0.88%	1.75%	85.09%	12.28%
	右手肘弯曲	0.88%	2.63%	10.53%	85.96%
分类准确率=87.17%					kappa=0.8289

对实验结果进行分析可知,Pt-RBMs 算法有效地区分了这四种类别的脑电信号,为后续通过运动想象控制康复机器人进行运动辅助提供了实验依据。

5.3.3　可视化分析

在 5.3.2 节中,使用 Pt-RBMs 深度多模态特征学习算法和 SVM 对脑电信号的运动想象任务进行学习与分类识别,并与其他方法的识别效果进行对比。对比结果表明,在大多数受试者提供的数据集上,本章提出算法提取的特征在分类效果上优于其他对比方法。

为了进一步评价该算法对特征的学习能力,本小节使用 t-SNE 可视化算法对 BCI 第四次竞赛的 2a 数据集中第 9 位受试者的运动想象 EEG 特征进行可视化分析。当 t-SNE 作为可视化算法时,它通过高维数据之间的概率密度将高维数据映射到低维空间,因此可视图中散点的值不具有数值意义。

图 5.9 中的四个图分别为使用 Pt-RBMs 网络对单模态特征 F'_1、F'_2、F'_3 和多模态特征 F' 进行特征学习后的可视化分布效果。可以看出,对于同一数据集,四种类型的运动想象任务在各可视化分布图中的分布位置总体上是一致的,左手运动想象特征点分布于图左上部分,右手与足部运动想象特征点分布于图中

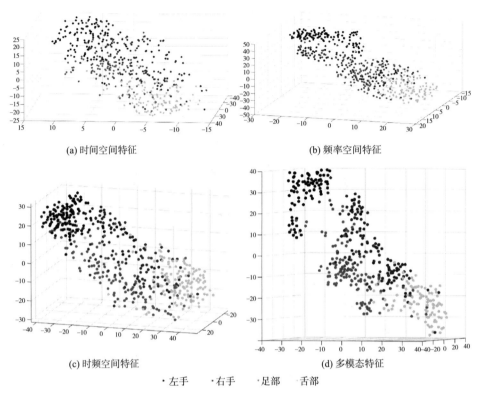

(a) 时间空间特征

(b) 频率空间特征

(c) 时频空间特征

(d) 多模态特征

·左手　·右手　·足部　舌部

图 5.9　Pt-RBMs 网络训练后的单模态与多模态特征对比图

部,舌部运动想象特征点分布于图右下部分。图 5.9(a) 为时域空间特征 $\boldsymbol{F}_1'$ 对应的可视化效果,其特征点分布较为分散,许多不同类型的特征点重叠在一起,没有明显的类别簇区分。图 5.9(b) 为频率空间特征 $\boldsymbol{F}_2'$ 对应的可视化效果,四类特征点呈螺旋状排列,

图 5.9 彩图

分布较图 5.9(a) 更为紧密,形成明显的类别簇。图 5.9(c) 为时频空间特征 $\boldsymbol{F}_3'$ 对应的可视化效果,四类特征点明显分布在不同的区域,且同类型特征点分布密集,但与其他类别簇的距离不大。图 5.9(d) 为多模态特征 $\boldsymbol{F}'$ 对应的可视化效果,各类型特征点分布较为紧密,能够明显分辨不同类型特征点的区域,且与其他类型特征点距离较远,进入其他类别簇的特征点较少。可以看出,与单模态特征相比,经过 Pt-RBMs 算法学习的多模态特征点被有效分离,具有更高的识别率。

图 5.10 中的(a)、(b)两图分别为 Pt-RBMs 网络训练前后的多模态特征 $\boldsymbol{F'}$ 的可视化分布图。可以看出,图 5.10(a)的特征点分布较为分散,右手与足部特征点分布混杂较为严重,且各类别簇区分不明显。图 5.10(b)的特征点分布较为紧密,且聚合了同类型的特征点,疏远了不同类型的特征点,尤其是其中左手类别特征点形成的类别簇与其他簇有较大间隔。对比图 5.10 中(a)、(b)两图,右手与足部特征点的混杂程度有所降低,左手与舌部类别簇的间隔有所增大,且各类别簇中心的异常类别点有所减少。因此可以证明,使用本章算法对特征进行学习有利于分辨不同运动想象任务。

图 5.10 彩图

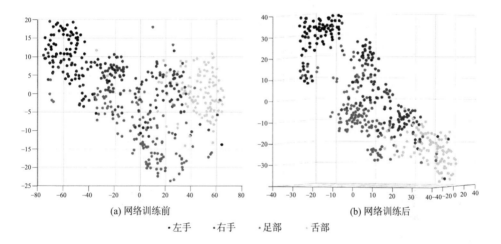

(a) 网络训练前　　　　　　　　(b) 网络训练后

· 左手　· 右手　· 足部　舌部

图 5.10　Pt-RBMs 网络训练前后的多模态特征可视化对比图

5.4　本章小结

为降低多模态脑电信号的特征维度,本章提出了基于 RBM 的 EEG 深度多模态特征学习算法 Pt-RBMs。该算法根据特征的概率分布学习高维数据空间到低维潜在空间的参数映射,在低维空间中保留了有效的特征数据,消除了冗余特征对网络的影响。通过利用 t-SNE 算法中的 t 分布替代低维潜在空间中的高斯分布,实现网络参数的调整,解决了潜在空间中的拥挤问题,降低了异常离群值对网络的影响,在增强网络包容性的同时达到非线性降维的目的。

另外,为了丰富 BCI 系统的人机交互模式,本章设计了左右手肘屈伸运动的四类运动想象脑电信号的采集实验。将 Pt-RBMs 算法应用于采集到的四类脑电信号与 BCI 第四次竞赛的 2a 数据集,并使用支持向量机对学习到的深度多模态特征进行分类。

实验结果表明,本章提出的 Pt-RBMs 深度多模态特征学习算法优于其他对比算法,且能够识别左右手肘伸屈四类运动想象脑电信号,为实现通过识别运动想象脑电信号控制康复机器人进行运动辅助打下基础。该算法能够在降低多模态特征维度的同时保留特征中的感觉运动相关信息,去除冗余特征与异常数据对网络的影响,增强了网络的泛化性,从而提高了不同运动想象任务的分类精度。

对深度多模态特征进行可视化分析结果表明,Pt-RBMs 特征学习算法能够聚合同类型特征,疏远不同类型特征,建立了自然集群间的有效分离,有利于分辨不同运动想象任务类型[164-172]。

第6章　基于残差网络的 EEG 多模态特征动态融合算法

6.1　引言

深度学习是可以揭示大脑神经机制的有效工具,选择合适的模型提取脑电信号中的关键信息,可以推断出潜在的大脑相关活动。近年来,研究者们常将深度学习应用于运动想象脑电信号的意图识别。与传统机器学习需要人工干预的特征提取方式相比,深度学习方法能够自动提取信号特征,使特征具有更高的鲁棒性。卷积神经网络(CNN)是当前流行的深度学习架构,在提取空间模式方面表现出了卓越的能力,并在分类二维图像方面取得显著的成功。由于多通道脑电信号具有时空特性,且数据结构与二维图像类似,因此该方法能够通过空间邻近性构建大脑网络模型。

在应用卷积神经网络识别 MI-EEG 任务前,需要将脑电信号表示成满足需求的数据表示。根据脑电信号的复杂特性,研究者们提出了不同的脑电信号表示方法。Wang 等人[173]利用短时傅里叶变换对脑电信号进行频域表征,并采用 CNN 对该数据表征进行训练。Vrbancic 等人提出将脑电信号表示为频谱图像,并将其输入深度卷积神经网络中,用于人体运动损伤神经障碍的分类[174]。Abbas 等人利用快速傅里叶变换能量图对一维数据进行特征选择和映射,并采用卷积神经网络对其分类[175]。但仅根据单一模态提取脑电信号的时空特征会丢失某些感觉运动相关信息,无法显著提升分类效果。

基于卷积神经网络的脑电信号识别算法中,Cecotti 等人将 CNN 作为分类

95

器对不同数据组合的脑电信号进行分类,并使用均值融合各分类器输出[176]。Jiao 等人提出双模型的深度递归 CNN 方法,将单通道与多通道脑电信号的最终卷积特征作为点控玻尔兹曼机层的输入进行分类识别[177]。Tabar 等人将脑电信号的多模态特征表示成网络输入的图形式,并利用 CNN 的最终特征进行识别[95]。然而,利用传统逐层连接的卷积神经网络提取脑电信号特征时,经过多次卷积与池化后,脑电信号中一些与运动相关的细节信息损失严重,造成信息流的不完整,从而导致最终特征的识别效果差强人意。

特征融合能够将这些不同模态与尺度的特征合并成一个更具有判别能力的融合特征,弥补单一模态或尺度特征造成的类别倾向性,保证网络最大信息流的传递,是提高运动想象脑电信号解码系统精确性的一个重要途径。然而,不同特征对目标任务的作用不同,简单的拼接融合方式不仅忽略了特征之间的冗余性和差异性,还会使特征维度呈指数级增大,影响网络模型的计算效率。而通过筛选的方式融合特征,会导致人工模块过多、参数计算量增大的问题。那么,如何根据不同特征对目标任务的贡献作用与它们之间的互补性,将不同模态与尺度的特征高效融合,是改善模型的关键。

针对上述问题,本章首次将残差网络应用于运动想象脑电信号的意图识别研究,提出一种多模态脑电信号的多级卷积特征动态融合算法(Res-DF)。该算法考虑了脑电信号的多频带时空特性与多级卷积特征,并根据各通道特征的分类贡献度,利用动态融合策略显式建模各通道间的相互依赖性,动态自适应地对通道特征加权校准,从而突出运动相关信息,抑制无用信息,使最终特征最大程度地包含各类别运动想象脑电信号的独有特性。

6.2 基于残差网络的特征动态融合算法

Res-DF 是一种集成多模态与多尺度特征的融合网络模型,它将根据脑电信号的时频空特性构建的满足需求的数据表征作为网络模型的输入层,将代表数据局部结构的浅层特征与代表数据全局结构的深层特征同时保留在网络模型中,并采用动态融合策略根据各通道特征的分类贡献度对多模态脑电信号的多尺度特征动态加权融合,流程如图 6.1 所示。

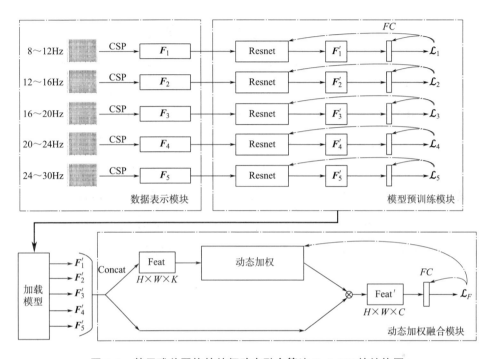

图 6.1　基于残差网络的特征动态融合算法 Red-DF 的结构图

首先,利用分频空间滤波的方式实现对脑电信号的多频带时空数据表征,称为网络的数据表示模块。其次,采用跨层连接的残差网络(ResNet)模型提取并融合脑电信号的多尺度特征,称为网络的模型预训练模块。最后,在动态加权融合模块中,通过融合预训练后的多分支特征,计算各特征通道间的分类贡献度,并将其作为权重对各分支特征动态加权,以实现动态自适应调整不同特征重要程度的目的。

6.2.1　Res-DF 网络的数据表示模块

为了利用深度学习模型对脑电信号进行特征提取和识别,需要将脑电信号处理成符合深度学习模型的数据表示。脑电信号的特征表示方法主要分为时域法、频域法、时频域方法和空间滤波方法。因此,在数据表示阶段可以基于脑电信号中包含的时间、频率和空间信息等实现多模态特征的表达。

大脑中与运动相关的主要节律信号是 mu 节律和 beta 节律,它们的频带范围分别为 8~15Hz 和 16~30Hz。传统 EEG 信号特征提取前,通常使用带通滤波提取脑电信号的主要频率范围 8~30Hz。但针对不同受试者的 EEG 数据,由于个体与实验环境的差异,相应节律信号出现的频带范围并不相同。即使对同一受试者,这些节律的频带也会随身体健康状况及心理状态出现波动。因此,仅考虑特定频带的数据表示方法不具有鲁棒性。

针对上述问题,本章考虑了脑电信号的时间、频率和空间特征,提出了基于运动想象脑电信号的多模态特征数据表示方法,其过程如图 6.2 所示。

首先,对多通道脑电信号进行不同频率范围的带通滤波,分别提取其 8~12Hz、12~16Hz、16~20Hz、20~24Hz 和 24~30Hz,5 组频带的 EEG 时域信号。

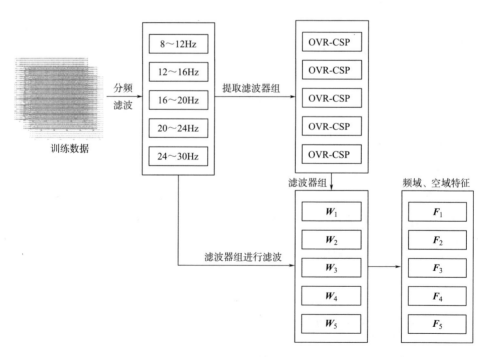

图 6.2　数据表示模块结构图

其次,采用 CSP 空间滤波算法对各频带脑电信号进行空间滤波,通过寻找最优空间滤波器,使两类 EEG 数据的方差差异最大。

根据本章待解决的四分类运动想象脑电信号意图识别任务,采用 One-Vs-Rest(OVR)策略将二分类算法推广到多分类问题,针对每个频带的时域信号,分别构建单一类别 i 与其他类别特征的 CSP 投影矩阵 $\boldsymbol{\Omega}_i$,其中 $i=l,r,f,t$。并通过最大化或最小化类间方差的方式,获得 CSP 空间滤波投影矩阵的数学表达式:

$$J(\boldsymbol{\Omega}) = \frac{\boldsymbol{\Omega}^{\mathrm{T}} \boldsymbol{X}^{\mathrm{T}} \boldsymbol{X} \boldsymbol{\Omega}}{\boldsymbol{\Omega}^{\mathrm{T}} \boldsymbol{Y}^{\mathrm{T}} \boldsymbol{Y} \boldsymbol{\Omega}} = \frac{\boldsymbol{\Omega}^{\mathrm{T}} \boldsymbol{C}_1 \boldsymbol{\Omega}}{\boldsymbol{\Omega}^{\mathrm{T}} \boldsymbol{C}_2 \boldsymbol{\Omega}} \tag{6.1}$$

其中,$\boldsymbol{\Omega}$ 为根据各类别频带特征学习到的空间滤波投影矩阵;$\boldsymbol{C}_1$、$\boldsymbol{C}_2$ 为两类协方差矩阵。

对脑电信号空间滤波时,选择 CSP 投影矩阵 $\boldsymbol{\Omega}_i$ 的前 m 行和后 m 行($m=2$)作为空间滤波器,将其记为 ω_i。将四个空间滤波器组合表示为:

$$\boldsymbol{W}_n = \left[\omega_1, \omega_r, \omega_f, \omega_t \right] \quad (n = 1, 2, \cdots, 5) \tag{6.2}$$

最后,使用 CSP 空间滤波器组合 $\boldsymbol{W}_n$ 分别提取各频带脑电信号的空间特征,将其表示为:

$$\boldsymbol{F} = \boldsymbol{W} \boldsymbol{X} \tag{6.3}$$

其中,由于网络输入 $\boldsymbol{X}$ 是单次采样时间为 4s、采样频率为 250Hz 的四分类运动想象脑电数据。本章实验使用 0.5~2.5s 时间段内的数据进行网络输入的数据表示,因此,特征 $\boldsymbol{F}$ 的维度为 16×500。

本章提出的脑电信号数据表示方法,通过多模态数据表征方式提取脑电信号的多频带时空特征,克服了不同受试者最佳响应频带不同的问题,改善了单一频带数据造成的信息模糊与丢失,提高了输入数据的特征表达能力。

6.2.2　Res-DF 网络的模型预训练

在传统卷积神经网络模型中,一般采用卷积层提取的深层特征进行分类识别。而深度学习网络模型具有浅层特征和深层特征。当网络层数较浅时,特征的细节表达能力更强,但感受野较小,语义性较弱,且噪声更多。随着网络层数的加深,网络的感受野逐渐变大,语义表达能力也随之增强。但这也使得很多细节特征经过多层网络的卷积操作后逐渐减少,导致网络对细节的感知能力变差。这些位于 CNN 层中的深层或浅层特征都代表了输入数据在各自级别上的抽象表示。因此,优化卷积特征的提取过程,融合多级卷积特征,保证网络的最大信息流,成为提升网络性能的关键。

近年来,一些应用于图像领域的研究优化了传统的逐层连接卷积神经网络,通过引入残差连接,改善网络模型的退化问题,被称为残差卷积神经网络。本章算法受到 ResNet 的启发,通过在逐层连接的 CNN 网络中加入跨层连接路径,融合卷积神经网络中输入数据的浅层细节信息和深层全局信息,以此保证最大信息流的传递,增强小尺度目标的特征表达,其网络模型如图 6.3 所示。

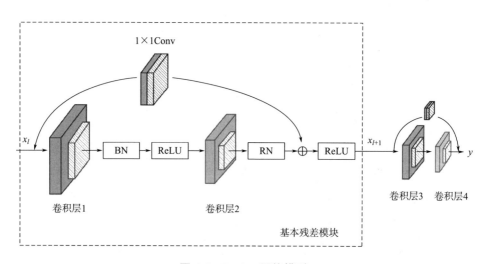

图 6.3 ResNet 网络模型

本章采用的 ResNet 基本残差模块包括两个卷积层、两个批量标准化、两个 ReLU 激活函数和一个跨层路径(恒等映射)。它在普通卷积网络的基础上,为每两层 CNN 增加一个跳跃连接路径。因此,可将其表示为:

$$y = h(x) + \mathcal{F}(x, W) \tag{6.4}$$

由式(6.4)可知,基本残差模块分成两部分:直接映射部分和残差部分。其中,$h(x)$ 是直接映射,即图 6.3 中的曲线部分;$\mathcal{F}(x, W)$ 是残差部分,即图 6.3

中直线部分。

由于经过卷积操作后,y 的特征维度可能与 x 不同,这时需要使用 1×1 卷积映射 $h(x)$ 对 x 升维或降维。

对于由多个基本残差模块堆叠而成的 ResNet 网络,将第 l 层基本残差模块的表达方式改写如下:

$$y_l = h(x_l) + \mathcal{F}(x_l, W_l) \tag{6.5}$$

$$x_{l+1} = f(y_l) \tag{6.6}$$

其中,$f(\cdot)$ 是激活函数,一般使用 ReLU。

假设 $h(\cdot)$ 和 $f(\cdot)$ 都是直接映射,则此时残差块可以表示为:

$$x_{l+1} = x_l + \mathcal{F}(x_l, W_l) \tag{6.7}$$

通过递归计算下一层的输出为:

$$x_{l+2} = x_{l+1} + \mathcal{F}(x_{l+1}, W_{l+1}) \tag{6.8}$$

那么,对于由 L 个基本残差模块组成的残差网络,可将第 L 层的特征图表示为任意一个较浅层的特征图与它们之间残差部分之和。那么,其与第 l 层的关系可以表示为:

$$x_L = x_l + \sum_{i=l}^{L-1} \mathcal{F}(x_i, W_i) \tag{6.9}$$

这些由多个基本残差模块堆叠组成的 ResNet 网络模型,通过跨层连接,融合了来自网络浅层和深层的多级卷积特征,能够在提取数据全局特征的基础上保留其局部信息,有效改善了网络模型的退化问题,有助于提高最终特征的分类精度。

根据反向传播算法中使用的导数链式法则,损失函数 ε 对 x_l 的梯度可以表示为:

$$\frac{\partial \varepsilon}{\partial x_l} = \frac{\partial \varepsilon}{\partial x_L} \frac{\partial x_L}{\partial x_l} = \frac{\partial \varepsilon}{\partial x_L} \left(1 + \frac{\partial}{\partial x_l} \sum_{i=l}^{L-1} \mathcal{F}(x_i, W_i) \right)$$
$$= \frac{\partial \varepsilon}{\partial x_L} + \frac{\partial \varepsilon}{\partial x_L} \frac{\partial}{\partial x_l} \sum_{i=l}^{L-1} \mathcal{F}(x_i, W_i) \tag{6.10}$$

根据式(6.10)可知,损失函数对较浅层 l 的梯度被分成了两部分。其中,$\dfrac{\partial \varepsilon}{\partial x_L}$ 表示反向传播时误差信号可以不经过任何中间层的卷积变换,直接传播至较浅层 l。那么即使中间卷积层的权重很小,也不会使梯度消失;在网络训练过程中,$\dfrac{\partial}{\partial x_l}\displaystyle\sum_{i=l}^{L-1}\mathcal{F}(x_i, W_i)$ 不恒等于 -1,同样解决了梯度消失问题。因此,ResNet 框架能够有效避免网络模型中的梯度弥散。

通过网络的前向传播和反向传播训练,可以将残差模块输出表示为:

$$y_l = x_l + \mathcal{F}(x_l, w_l) \tag{6.11}$$

$$y_{l+1} = x_{l+1} + \mathcal{F}(x_{l+1}, w_{l+1}) = f(y_l) + \mathcal{F}(f(y_l), w_{l+1}) \tag{6.12}$$

本章算法采用上一节提出的多频带脑电信号时空特征矩阵作为预训练网络的输入,采用 ResNet 模型分别提取它们的卷积特征。其中包含一系列卷积层、ReLU 激活函数、批量标准化、恒等映射、最大池化以及全连接层等。

ResNet 预训练网络融合了不同卷积层的多级特征,不仅能够提取脑电信号的深层全局信息,而且能够保留其局部的小尺度感觉运动相关信息,在加大感受野的同时提升对细节的感知能力。同时,利用其网络结构避免深层卷积网络中的梯度弥散,有效地缓解了网络的退化问题,为提升分类精度打下坚实基础。

6.2.3 Res-DF 网络的动态自适应融合模块

预训练网络模型中的每个卷积层滤波器可以沿着输入通道分别提取各频带脑电信号的多级时空卷积特征。这些卷积特征分别代表输入数据在其各自级别上的抽象表示。通过融合的方式,能够生成一个更具判别力的多模态与多尺度特征。然而,简单的拼接融合方式不仅增加了特征的维度,还会影响网络的计算效率;一些通过经验选定参数的融合算法存在人工选择模块过多、调整参数复杂等难题。

本章算法通过将学习机制引入网络中,根据各通道特征的分类贡献度,显式建模各卷积通道与类标签间的相互依赖性,利用特征间的差异性与互补性,动态自适应的融合多模态脑电信号的多级卷积特征,从而提高网络模型的特征表达能力。

图 6.4 为动态特征加权融合模块的细节流程图。首先,将多分支特征拼接融合;其次,采用特征权重学习策略,通过对特征重新编码,自动获取各特征通道对应于分类贡献度的权重;再次,利用对应的权重依次提升各分支特征,放大对当前任务作用较大的特征通道并抑制对当前任务帮助较小的特征通道;最后,将各分支加权特征动态融合。

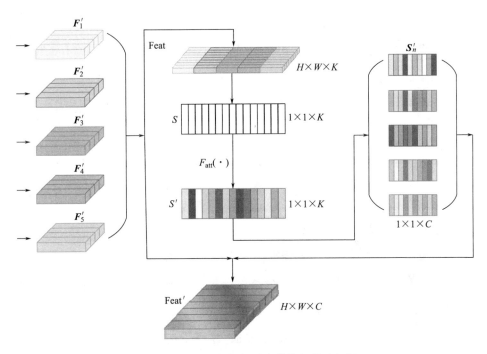

图 6.4　动态特征加权融合模块细节流程图

根据模型预训练模块的网络结构,当输入数据为 $\boldsymbol{X}_n = (x^1, x^2, \cdots, x^{C'}) \in \mathbb{R}^{H' \times W' \times C'}(n = 1, 2, \cdots, 5)$;卷积核组为 $\boldsymbol{V} = [V_1, V_2, V_3, \cdots, V_C]$ 时,其中 V_C 表示第 C 个卷积核。经过卷积映射,预载模型的输出为 $\boldsymbol{F}_n' = [M_1, M_2, \cdots, M_C] \in \mathbb{R}^{H \times W \times C}$。

$$M_C = V_C * X = \sum_{i=1}^{C'} V_C^i * \boldsymbol{x}^i \qquad (6.13)$$

103

其中,"$*$"表示卷积操作;V_C^i表示一个i通道的 2D 卷积核,输入 $\boldsymbol{x}^i$ 为 i 通道上的特征向量。

由于预载模型的输出特征 $\boldsymbol{F}_n'$ 仅在该频带的局部空间范围内进行卷积操作,不能充分获得各模态之间的空间特征信息。为此,采用行维度拼接方式融合五组支路的多模态卷积特征 $\boldsymbol{F}_n'$,并将其记为 Feat。并利用 1×1 卷积代替全局平均池化,将融合后的特征 Feat 映射为一个全局特征,使模型学习到各模态特征间的相互关系。

$$\text{Feat} = \begin{bmatrix} \boldsymbol{F}_1' & \boldsymbol{F}_2' & \boldsymbol{F}_3' & \boldsymbol{F}_4' & \boldsymbol{F}_5' \end{bmatrix} = \begin{bmatrix} \boldsymbol{FM}_1, \boldsymbol{FM}_2, \boldsymbol{FM}_3, \cdots, \boldsymbol{FM}_K \end{bmatrix} \quad (6.14)$$

$$\boldsymbol{S}_k = \text{Conv}_{1\times1}(\boldsymbol{FM}_k) = \frac{1}{H\times W}\sum_{i=1}^{H}\sum_{j=1}^{W}\boldsymbol{FM}_k(i,j) \quad (k=1,2,\cdots,K) \quad (6.15)$$

其中,重新编码的全局特征 $\boldsymbol{S}\in\mathbb{R}^K, K=5\times C$。

为了学习每个通道之间的非线性关系,在得到全局特征后,采用 Sigmoid 形式(记为 $\boldsymbol{F}_{att}$)求取代表加权值的注意力机制:

$$\boldsymbol{S}' = \boldsymbol{F}_{att}(\boldsymbol{S}, \boldsymbol{\Omega}) = \sigma(\boldsymbol{\omega}_2 \cdot \text{ReLU}(BN(\boldsymbol{\omega}_1 \boldsymbol{S}))) = \begin{bmatrix} \boldsymbol{S}_1' & \boldsymbol{S}_2' & \boldsymbol{S}_3' & \boldsymbol{S}_4' & \boldsymbol{S}_5' \end{bmatrix}$$

$$(6.16)$$

其中,$\boldsymbol{\omega}_1 \in \mathbb{R}^{\frac{K}{r}\times K}, \boldsymbol{\omega}_2 \in \mathbb{R}^{K\times\frac{K}{r}}$。

$\boldsymbol{\omega}_1$ 所在层用于对特征数据降维;r 为降维超参数。为了实现分类注意力机制,根据本章待解决的脑电信号四分类运动想象任务取 $r=4$,并选择批归一化 BN 和 ReLU 激活函数。$\boldsymbol{\omega}_2$ 所在层通过 1×1 卷积恢复原始的数据维度,并利用 Sigmoid 激活并学习全局动态注意力机制,并将全局动态权重 $\boldsymbol{S}'$ 重新分割为 $\boldsymbol{S}_n' \in \mathbb{R}^c$,分别对应五组支路的多模态卷积特征 $\boldsymbol{F}_n'$ 的注意力机制。

将 $\boldsymbol{S}_n'$ 分别与五组支路的多模态卷积特征 $\boldsymbol{F}_n'$ 加权融合得到 Feat′,如下式所示。

$$\text{Feat}' = \sum_{n=1}^{5} \boldsymbol{S}_n' \cdot \boldsymbol{F}_n' \quad (6.17)$$

加权融合后的 Feat′ 能够学习到多通道特征之间的关系,使得最终特征具有更强的辨别能力。

6.2.4　Res-DF 网络参数的选取及训练

在脑电信号样本训练过程中,通常采用 one-hot 标签计算交叉熵损失函数,该方式只考虑了训练样本中正确标签位置(one-hot 标签为 1 时)的损失,而忽略了错误标签位置(one-hot 标签为 0 时)的损失。因此,虽然模型可以在训练集上获得较好的拟合效果,但由于错误标签位置的损失没有被考虑到,导致预测时的错误概率增大。

标签平滑的正则化方法能够有效解决这一问题。因此,本章采用标签平滑技术处理运动想象任务类别标签。

标签平滑是一种损失函数的修正,在网络训练过程中使用标签平滑技术可以对隐含层的输出数据进行更精准的预测,使网络更具泛化性。当采用交叉熵描述损失函数时,这一方法更易被实现。

在网络训练过程中,可将样本 x_i 对应的预测概率表示为:

$$\hat{y_i} = \frac{1}{1 + \exp(-\boldsymbol{w}^{\mathrm{T}} x_i)} \tag{6.18}$$

由式(6.18)可知,为了使预测输出尽可能接近 0 和 1,需要不断增大 w 的值,这非常容易造成网络的过拟合。因此,将模型的预测输出替换为:

$$y_i' = \begin{cases} \epsilon, & y_i = 0 \\ 1 - \epsilon, & y_i = 1 \end{cases} \tag{6.19}$$

由式(6.19)可知,当标签为 0 时,不直接将 0 作为标签放入网络训练,而是用一个较小的参数 ϵ 将其替换;当标签为 1 时,将其替换为与 1 无限接近的 $1-\epsilon$。这使得模型的输出在达到该值后不再继续优化,避免了过拟合现象。因此,标签平滑技术能够有效调整深度学习网络,可以提高信号识别的准确性。

本章提出的 Res-DF 网络中,根据脑电信号的数据分布特点选择卷积核参数,具体见表 6.1。该网络包含一组通道卷积块 Conv 1,两组基本残差块 Conv 2、Conv 3,和用于对特征进行分类的全连接层。其中,通道卷积块的卷积核大小为16×1,用于提取脑电信号的通道卷积特征;每个基本残差块中包含两个时域卷积,其大小为1×25,用于提取脑电信号的时域卷积特征。选择 ReLU 函数作为激活函数,通过迭代训练,确定动态加权模块中的降维超参数 $r=4$。另外,在每个层级连接处加入批归一化处理。最终用于分类的全连接层参数为[256;1024;4]。

表 6.1　ResNet 的网络参数

卷积层名称	输出大小	卷积核参数
Conv 1	16×500@ 128	16×1,128,步长(16,1)
Conv 2	1×500@ 128	$\begin{bmatrix}1\times25,128\\1\times25,128\end{bmatrix}\times2$ 1×20,最大池化,步长(1,20)
Conv 3	1×25@ 256	$\begin{bmatrix}1\times25,256\\1\times25,256\end{bmatrix}\times2$ 1×25,最大池化,步长(1,25)
全连接层	1×1@ 256	[256;1024;4],Logsoftmax

根据经验选取和设置 ResNet 网络的超参数。其中,迭代次数设为 500,初始学习率设为 10^{-5},使用调度器对优化器中的学习率进行更新与调整。当过多的训练数据同时输入深度网络中,会占用大量的内存空间,降低网络的计算效率。而逐个输入训练样本,对不同批次的训练数据分批处理,能够加快深度学习网络的训练速度,减少训练时间。因此,选择批次样本数量为 64,作为一组随机选择且同时作为输入的样本组。在该网络中,选择 Adam 优化器,汲取了自适应学习率的梯度下降算法和动量梯度下降算法的优点,既能适应稀疏梯度,又能缓解梯度震荡问题。

Res-DF 的网络训练过程包括数据表示、预训练和融合权重的训练过程,其流程总结如下:

(1)构建训练样本集。采用 BCI 开源数据集,对数据集进行预处理,包括去噪、去除工频干扰、缺省值填充、滤波等。

(2)样本输入数据表示模块。对脑电信号进行 8～12Hz、12～16Hz、16～20Hz、20～24Hz 和 24～30Hz 五组频带的分频带滤波,并采用 CSP 算法提取这五组频带脑电信号的时空特征矩阵,再将所获得的特征矩阵分组以二维矩阵的形式进行存储。

（3）构造动态加权融合网络。根据图 6.1 的 Res-DF 网络结构和表 6.1 的网络参数,搭建 Res-DF 特征动态融合网络。其中,选择服从正态分布的训练参数初始化全连接层和卷积核。

（4）模型的训练。首先,利用基于标签平滑的交叉熵损失函数 $\mathcal{L}_n$, $n \in (1, 2, 3, 4, 5)$ 更新预训练模块中的网络参数和全连接层参数。

$$\mathcal{L}_n = \frac{1}{N} \sum_i L_i = -\frac{1}{N} \sum_i \sum_{c=1}^{M} y_{ic} \cdot \log P_{ic} \tag{6.20}$$

$$\theta'_n = \underset{\theta_n}{\mathrm{argmin}}\ \mathcal{L}_n(P_{ic} \mid \theta_n, \theta_{FC_n}) \tag{6.21}$$

其中 M 表示类别数量;N 表示批次;y_{ic} 代表样本的真实类别,若样本 i 的真实类别等于 c,则 y_{ic} 取 1,否则取 0;P_{ic} 表示观测样本属于类别 c 的预测概率;θ_n 表示残差网络的参数;θ_{FC_n} 表示全连接层的参数。

然后,载入预训练模块中五个通道的网络参数,通过最小化动态加权融合模块的损失函数 $\mathcal{L}_F$,获取动态融合网络参数 θ_ω。

$$\theta_\omega = \underset{\theta_\omega}{\mathrm{argmin}}\ \mathcal{L}_F(\mathrm{Feat'} \mid \theta_{\omega_1}, \theta_{\omega_2}, \theta_{FC}) \tag{6.22}$$

其中,θ_{ω_1} 为构建全局特征 S 的网络参数;θ_{ω_2} 为构建注意力机制 S' 的网络参数;θ_{FC} 为全连接层的参数。

（5）应用模型。将预处理后的测试数据送入预训练网络和动态加权融合模块,利用 Logsoftmax 得到特征的最终预测结果。

6.3　实验结果与可视化分析

6.3.1　实验结果分析

本章实验采用 BCI 第四次竞赛的 2a 数据集测试所提出的 Res-DF 算法。该数据集为四类运动想象任务的脑电信号数据集,其中四类运动想象任务分别为左手、右手、足部和舌部。在 4.4.1 节中已详细介绍了该数据集的采集过程与数据结构。

在本章实验中,将每位受试者提供的训练数据和测试数据进行组合和随机排列,并使用本章提出的 Res-DF 网络对各受试者的运动想象脑电信号进行分类。所有实验均在 Python 3.6 环境下进行,使用 GPU 1070 和 Intel Core i7-8750h 2.2GHz、16GB RAM。

为了验证分频数据表征和 Res-DF 网络的有效性,本章实验分别对九位受试者的五组频带多级卷积特征和动态融合特征的分类精度进行对比分析,同时增加了单一频带 8~30Hz 数据的对比实验结果,见表 6.2。表中 A1~A9 代表 BCI 竞赛数据中九位不同的受试者;8~12Hz、12~16Hz、16~20Hz、20~24Hz、24~30Hz 分别代表五组分频支路在预训练模型下的分类结果;8~30Hz 代表单一频带 8~30Hz 数据在预训练模型下的分类结果;Res-DF 代表本章提出的动态融合算法的分类结果。

表 6.2　BCI 第四次竞赛的 2a 数据集中各频带特征与动态融合特征的分类准确率

频带	A1	A2	A3	A4	A5	A6	A7	A8	A9
8~12Hz	86.13	62.04	79.10	69.42	61.65	58.88	82.96	87.22	87.90
12~16Hz	84.67	61.31	81.34	68.59	60.90	60.75	83.70	88.72	83.87
16~20Hz	89.05	58.39	85.07	66.12	58.65	61.68	79.26	87.22	85.48
20~24Hz	83.21	60.58	84.33	70.25	57.89	59.81	80.74	86.47	84.68
24~30Hz	83.94	63.50	83.58	71.07	62.41	63.55	78.52	84.96	86.29
8~30Hz	85.40	62.77	82.84	67.77	59.40	62.62	82.22	83.46	87.10
Res-DF	88.32	67.88	86.57	73.55	64.66	65.42	84.44	90.22	90.32

从表中可以看出,对于不同受试者的不同频带特征,其分类准确率差异较小。其中 A1、A3 在中间频带 16~20Hz 的分类准确率最佳,而 A2、A4、A5 和 A9 在低频和高频部分的分类准确率更优秀。这是因为,不同受试者在执行运动想象任务时,由于其脑电信号的响应频率不同而导致的不同频带特征的分类贡献度差异。

对比同一受试者的各频带特征,其中的某些子频带特征较未经频带细化的 8~30Hz 特征的分类准确率有所提高,但动态融合特征能取得更显著的分类效果。尤其是 A2、A6 和 A9 三位受试者,动态融合特征的分类准确率较各频带特征的平均准确率分别提升 5.26%、4.49%、4.68%,较 8~30Hz 特征分别提高 5.11%、2.80%、3.22%。由此可知,对运动想象脑电信号进行频带细化,并通过动态加权使其融合,能够增强包含较多运动信息的频带特征,削弱包含较少运动信息的频带特征,使动态融合特征中的各类感觉运动相关信息更加显著,在运动想象脑电信号的分类识别方面具有更高的竞争力。

为了进一步验证本章提出的 Res-DF 算法的优越性,将该算法与几种采用相同 BCI 第四次竞赛的 2a 数据集的 CSP 和 CNN 的改进算法进行对比,结果见表 6.3。FBCSP-SVM 与 GLRCSP 为 CSP 的改进算法,将本章提出的 Res-DF 算法与它们进行对比,九位受试者的平均准确率分别提升 7.86% 和 0.84%。大部分受试者中,本章算法的分类效果优于这两种 CSP 改进方法,尤其是 FBCSP-SVM 中的 A6 受试者与 GLRCSP 中的 A2 和 A5 两位受试者,分别提升 21.32%、9.55% 和 9.10%。虽然本章提出的 Res-DF 算法对九位受试者的平均分类准确率较 GLRCSP 提升不大,但 GLRCSP 中 A2、A4 和 A5 三位受试者的分类准确率较低,这可能是由于脑电信号的个体差异,使得该算法更偏向于某些受试者提供的数据集。由此证明,本章提出的 Res-DF 算法比 CSP 改进算法的识别性能更好,且具有更高的泛化性。

表 6.3　采用 BCI 第四次竞赛的 2a 数据集的几种不同算法的实验结果对比

受试者	FBCSP-SVM[125]	GLRCSP[178]	CNN-MLP[179]	CW-CNN[125]	Multi-Branch 3D CNN[180]	Monolithic Network[166]	DFFN[168]	Res-DF
A1	82.29	86.11	80.55	86.11	77.40	83.13	83.20	88.32
A2	60.42	58.33	53.82	60.76	60.14	65.45	65.69	67.88
A3	82.99	93.75	84.72	86.81	82.93	80.29	90.29	86.57
A4	72.57	67.36	64.58	67.36	72.29	81.60	69.42	73.55

受试者	FBCSP-SVM[125]	GLRCSP[178]	CNN-MLP[179]	CW-CNN[125]	Multi-Branch 3D CNN[180]	Monolithic Network[166]	DFFN[168]	Res-DF
A5	60.07	55.56	59.03	62.50	75.84	76.70	61.65	64.66
A6	44.10	65.28	44.10	45.14	68.99	71.12	60.74	65.42
A7	86.11	81.25	84.03	90.63	76.04	84.00	85.18	84.44
A8	77.08	93.75	86.80	81.25	76.85	82.66	84.21	90.22
A9	75.00	88.19	77.77	77.08	84.67	80.74	85.48	90.32
平均值	71.18	78.20	70.60	73.07	75.02	78.41	76.44	79.04

CNN-MLP 和 Multi-Branch 3D CNN 为卷积神经网络 CNN 的改进算法。将本章算法与它们进行对比,平均分类准确率分别提升 8.44% 和 4.02%。其中,Res-DF 较 CNN-MLP 中的 A2、A6、A9 三位受试者分别提升 14.06%、21.32%、12.55%;较 Multi-Branch 3D CNN 中的 A1、A7、A8 三位受试者分别提升 10.92%、8.40%、13.37%。由此可见,本章提出的 Res-DF 算法较该两种 CNN 改进算法均有较大提升。CW-CNN、DFFN 和 Monolithic Network 为 CSP 与 CNN 的集成算法。将经过 CSP 后的特征输入 CNN 网络中训练并分类,取得较好的识别效果。将它们与本章提出的 Res-DF 算法进行对比,Res-DF 具有更高的平均准确率,分别相差 5.97%、2.60%、0.63%。在这四种 CSP 与 CNN 的改进算法中,本章提出的 Res-DF 算法具有四个最佳分类精度,分别为 A1、A2、A8、A9 四位受试者。而其中平均分类效果仅次于本章 Res-DF 算法的 Monolithic Network,仅获得两个最佳分类精度,分别为 A4、A5 两位受试者提供。因此,可以证明,本章提出的 Res-DF 算法能够通过动态加权各模态脑电信号的多尺度卷积特征,提升最终融合特征的表达能力。

6.3.2 可视化分析

在上一节中,将 Res-DF 提取的动态融合特征与各模态多级卷积特征的分类效果进行对比,并且将 Res-DF 的分类结果与当前一些应用相同数据集的基线算法进行比较。经过对比可知,本章提出的 Res-DF 特征动态融合算法在大多数受试者提供的数据集上都优于其他对比方法。为了进一步展现 Res-DF 网络对特征的融合效果,本小节使用三种方法对动态融合特征进行比较分析,分别为 T-SNE 可视化算法、混淆矩阵与网络特征的可视化方法。

6.3.2.1　T-SNE 可视化

T-SNE 是一种高维数据可视化算法,通过概率分布将特征从高维空间映射到低维空间。图 6.5 中(a)~(e)分别为第八位受试者在 8~12Hz、12~16Hz、16~20Hz、20~24Hz、24~30Hz 频带时空特征下的多级卷积特征与动态融合特征的可视化效果。

图 6.5 彩图

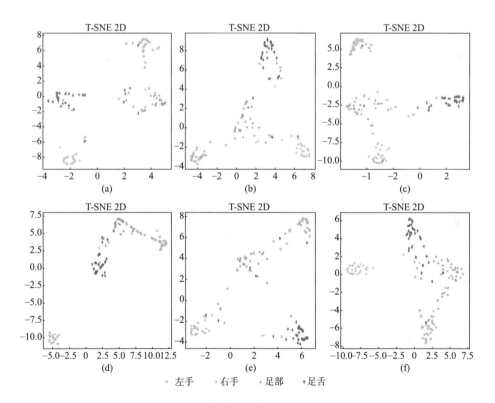

图 6.5　各模态特征的 T-SNE 可视图

可以看出,对于同一受试者提供的数据集,不同模态的特征分布依然具有一定的差异。其中,如图 6.5(d)所示,当特征频带位于 20~24Hz 时,左手运动想象任务特征与足部特征没有较明显的分离,且有部分特征交叠在一起;如图 6.5(e)所示,在 24~30Hz 频带,虽然与足部特征有较小的分离,但也有部分左手特征进入足部特征的类别簇中。由此可见,位于 20~24Hz 与 24~30Hz 两个频带,左手运动想象任务较容易被识别为足部运动想象任务。如图 6.5(a)~(c)所示,在 8~12Hz、12~16Hz、16~20Hz 三个频带中,足部与舌部的特征类别簇都较为分散,且有一定比例的融合,这将导致在分类识别时,该两类动作的识别率不高。另外,各模态卷积特征与动态融合特征中的右手运动想象任务都与其他三类任务有较好的分离,且其类别簇较为集中。图 6.5(f)为 Res-DF 网络提取的动态融合特征的可视化效果,由图中可以看出,四类运动想象数据都能够分别形成类别簇,且同类特征间较聚合,不同类别特征之间有较好的分离。因此,与各子频带下的特征相比,动态融合特征具有更好的识别率。

6.3.2.2 混淆矩阵分析

混淆矩阵是精度评价表示的一种标准格式,采用特定矩阵呈现算法性能的可视化效果,常用于分析各类图像与数据的分类精度。本小节利用混淆矩阵分析 BCI 第四次竞赛的 2a 数据集中第八位受试者的各模态卷积特征与动态融合特征在各类别运动想象任务下的分类精度,如图 6.6 所示。其中,图 6.6(a)~(e)分别表示脑电信号 8~12Hz、12~16Hz、16~20Hz、20~24Hz、24~30Hz 频带的多级卷积特征的预测标签与真实标签的关系。图 6.6(f)表示动态融合特征的预测标签与真实标签的关系。

可以看出,在 8~12Hz 与 20~24Hz 两个频带中,右手与足部的分类识别率更高,而左手与舌部动作的识别率较低,且左手与舌部动作较容易被识别为足部动作。在 12~16Hz 与 16~20Hz 两个频带中,右手与舌部动作的识别率更高,左手与足部的识别率较低。这可能是由于右手与舌部运动想象脑电信号的响应频带集中于 12~16Hz 与 16~20Hz,而左手与足部运动想象的脑电信号响应频带存在于其他频率范围。对于本章提出的 Res-DF 算法提取的动态融合特征,四类运动想象任务特征的识别准确率分布较为平均,并没有出现对某一动作的识别率较高,而另一动作识别率较低的情况。由此可见,动态融合后的特征中和了各频带的运动信息,能够更准确地反应受试者当下大脑的运动想象任务。

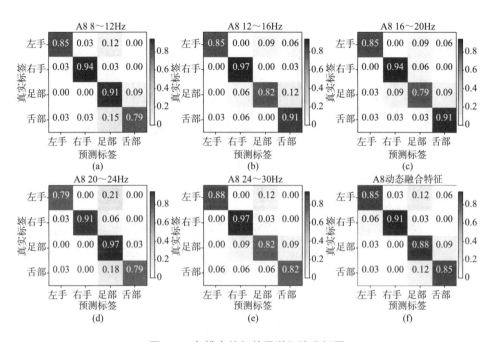

图 6.6　各模态特征的混淆矩阵分析图

6.3.2.3　网络特征可视化

为了更直观地展示动态融合特征,本小节随机选择一位受试者的左手、右手、足部、舌部四类运动想象数据,并利用本章提出的 Res-DF 网络对其训练,训练后的特征如图 6.7 所示。由图中可以看出,四类不同运动想象任务的特征有一定的区别。右手的动态融合特征的数值高于其他三类特征,位于 0~4,且浮动较有规律。而左手的动态融合特征上下浮动较大,并位于数值 0~2.5。足部与舌部特征主要集中于数值 0~2,相较于左右手特征,其幅值更小。通过对 Res-DF 网络的动态融合特征进行可视化,可知不同特征间的具体差别,有助于更好地分析并调整网络结构。

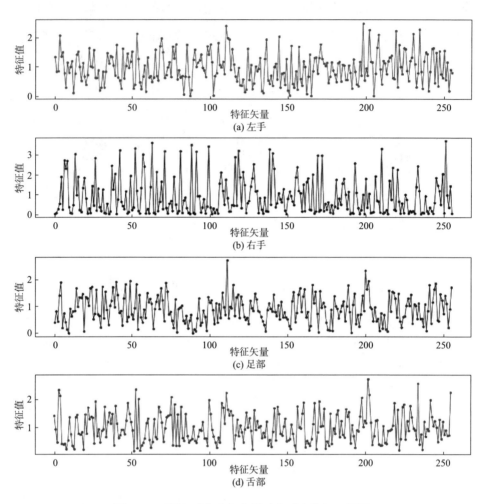

图 6.7　不同运动想象任务的动态融合特征可视图

6.4　本章小结

本章算法考虑了运动想象脑电信号不同特征间的冗余性与差异性,提出了一种基于残差网络的特征动态融合算法 Res-DF。

首先,根据脑电信号的个体频带差异,通过将运动想象脑电信号分为五组运动相关频带,并利用 CSP 空间滤波算法提取每组频带的时空特征矩阵,实现脑电信号的多模态数据表征,弥补了单一模态特征造成的信息丢失问题。

然后,采用根据跨层连接的 ResNet 模型构建的 Res-DF 预训练模块,分别训练五组频带的时空特征矩阵,并提取它们的多级卷积特征。通过融合网络的浅层局部信息与深层全局结构,提升了网络的感受野,增强了网络的细节感知能力,保证了网络最大信息流的传递。

最后,根据各特征通道的分类贡献度,显示建模多模态卷积特征与类标签间的相互依赖性,并将其作为动态融合权重。采用动态融合策略,自适应地对通道特征加权校准,增强对分类有益的相关信息,抑制无关信息,生成一个更具有判别能力的融合特征。通过基于残差网络的动态融合算法 Res-DF,不仅能够同时提取脑电信号的多模态与多尺度特征,还能够根据不同特征间的冗余性与差异性使其相互配合补充,克服了不同受试者最佳响应频率不同的问题,减少了多次卷积与池化造成的信息流缺失,实现了多种异质信息的动态自适应融合。

本章实验采用九位健康受试者提供的左手、右手、足部与舌部四类运动想象脑电信号分析 Res-DF 算法的性能。实验数据来自 BCI 第四次竞赛的 2a 数据集。实验结果表明,与采用单一子频带和未经细化的 8~30Hz 频带特征相比,动态融合特征取得更高的平均分类精度。与其他采用相同数据集的 CSP 与 CNN 改进算法相比,Res-DF 算法考虑了不同卷积层的多级特征和不同受试者执行不同运动想象任务时的频带差异,减少了单通道特征造成的信息丢失,增强了包含较多运动相关信息的频带特征,具有更高的分类优势。可视化分析表明,Res-DF 算法增大了不同类别特征间的差别,弥补了单一模态特征造成的类别倾向性,实现了对不同运动想象任务特征的有效分离。

第7章　基于多特征混合融合网络的 EEG 解码算法

7.1　引言

脑电信号源于同步的神经脉冲信号,它由一系列在广泛频率范围内的节律活动组成,所以刻画信号的周期性特征是非常必要的。脑电信号的频谱密度和统计特性不是固定不变的,而是随着时间变化而变化,它是一种高度非平稳信号,因此脑电信号的时变特征中也蕴含着许多重要信息。在使用传统的脑电信号解码算法时,往往只针对脑电信号的某一种特性进行分析后便使用分类器对特征进行分类,但是,在实际的脑电采集过程中,需要同时记录来自不同位置的多个活动电极的脑电信号,使用的电极数与空间分辨率息息相关,所以脑电信号的空间特征也不能忽视。除此之外,大脑是由多个脑区协同合作,电极与电极之间还存在关联性,还需要进行电极与电极之间的关联性分析。目前的研究往往只集中于脑电信号的单个特征,不能很好地将脑电信号的多个特征结合起来,以充分利用脑电信号的时域、频域、空域以及连通性特征。

同时,使用深度学习对脑电信号进行解码也是目前的研究热点,在脑电领域中,不少研究已经开始探索卷积神经网络在不同任务中解码脑电信号的能力,包括脑电运动想象分类、驾驶疲劳评估和情绪识别等。这是因为卷积网络可以利用少量的先验知识从脑电信号中提取多样化特征,具有非常优秀的分类性能,为不同脑电信号分类任务设计合理的网络结构,也是一项具有挑战性的研究。

针对上述问题,本章设计了一种多特征混合融合卷积神经网络模型(TS-EFCNN-DS)。该模型同时考虑了脑电信号的空域、频率、连通性特征,可以充分利用脑电信号中蕴含的多种信息,帮助从多个方面对脑电信号进行解码,得到更好的脑电运动想象分类效果。

7.2　多特征混合融合 TS-EFCNN-DS 网络模型

7.2.1　模型总体结构

由于脑电信号是非平稳信号,没有意义的模式或子结构,它本身就是一种成分复杂、变化复杂的信号,使用单个特征可能导致无法捕获到脑电信号的重要信息,所以在对脑电信号进行运动想象解码时,考虑到脑电信号的复杂多变,需要多个特征的协同合作去进行表达,帮助更好地解码脑电信号的运动想象。同时,对脑电信号的解码中,往往忽略电极与电极之间的互联信息,单电极特征容易受到不可避免的生理或心理因素影响。

为了解决这个不足,本章提出了一种基于脑电多类特征和基于 DS 理论的信息融合方法的双流堆叠 CNN 架构,称为多特征混合融合网络(TS-EFCNN-DS),结构如图 7.1 所示。该网络模型由以下部分组成:模型输入表征数据模块、早期融合卷积神经网络(EFCNN)模块、双流混合融合网络(TS-EFCNN)模块和基于 DS 理论的决策级融合。EFCNN 模块将一对多共空间模式(OVR-CSP)特征矩阵和相位滞后指数(PLI)特征矩阵经过早期融合后聚合为一个高维特征,TS-EFCNN 模块由两个网络流构成,对两个网络流的 softmax 层的输出进行决策融合,将皮尔逊相关(PCC)特征矩阵的高维特征和 CSP 特征输入、PLI 特征输入的混合高维特征进行特征融合。模型不仅考虑了脑电信号的时、频、空特征,还考虑了不同位置信号之间的耦合关系,最终实现对脑电信号的多特征融合表达,帮助 BCI 系统得到更好的解码效果。

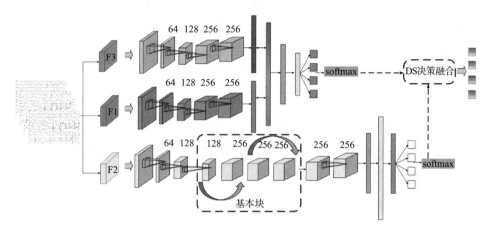

图 7.1　模型总体结构

7.2.2　多特征输入数据表征

对于整个网络框架,将特征方法与深度学习相结合来分析脑电信号,需要将脑电信号转化为特征矩阵。在本章中首先考虑脑电信号的空间特征,使用 OVS-CSP 算法提取脑电信号的空间特征,得到 CSP 特征矩阵输入。然后,考虑脑电信号中含有不同电极的互联信息,利用 PCC 算法量化不同电极信号之间的线性相关,得到 PCC 特征矩阵输入。利用 PLI 算法量化不同电极信号之间的相位特征,得到 PLI 特征矩阵输入。

7.2.2.1　一对多共空间模式

共空间模式(common spatial patterns,CSP)是一种从多通道脑电数据中获取两类信号空间分布分量的特征提取算法。它能够提取两类脑电信号的差异特征,并将信号从高维数据空间映射至低维特征空间,从而减轻分类器的运算压力。为了使不同运动想象任务的脑电信号差异最大化,该算法使用对角化矩阵寻找一组使两类脑电信号方差最大化的最优空间投影矩阵,以此获取高分辨率的特征向量。CSP 算法是对振荡 EEG 信号进行分类的最流行方法之一。

OVR-CSP(one versus rest-common spatial patterns)是 CSP 的扩展。因为

CSP 的限制仅针对两类。因此,在本小节中,将 OVR-CSP 用于四个类,使用 OVR 方法计算 CSP 滤波器,多个类中被视为一个单独的类,其余的类被视为另一个类将每个类与所有其他类区分开来。文中记录的 EEG 信号矩阵可以在四种不同的运动想象条件下表示为 X_1、X_2、X_3、X_4,$X_i(i \in \{1,2,3,4\})$ 矩阵维度为 $N \times M$,其中 N 是电极的数量,M 是时间序列的长度。在四种条件下,归一化协方差矩阵的估计由下式给出:

$$X_c = \frac{1}{|\varphi_c|} \sum_{i \in \varphi_c} \frac{X_i X_i^{\mathrm{T}}}{\mathrm{trace}(X_i X_i^{\mathrm{T}})} \quad (c \in \{1,2,3,4\}) \tag{7.1}$$

其中,$\varphi_c(c \in \{1,2,3,4\})$ 是每个条件下的轨迹集;$|\varphi_c|$ 表示集合 φ_c 的大小。然后构造联合协方差矩阵:

$$R = R_1 + R_2 + R_3 + R_4 \tag{7.2}$$

联合协方差矩阵可以表示为:

$$R = U_0 \Lambda U_0^{\mathrm{T}} \tag{7.3}$$

其中,U_0 表示特征向量矩阵;Λ 表示主对角线上具有 R 特征值的对角矩阵,白化矩阵可以通过下式得到:

$$P = \Lambda^{-1/2} U_0 \tag{7.4}$$

为了获得条件 a 下的空间模式,让 $R'_a = R_b + R_c + R_d$。可以得到:

$$S_a = P R_a P^{\mathrm{T}} \tag{7.5}$$

$$S'_a = P R'_a P^{\mathrm{T}} \tag{7.6}$$

S_a 和 S'_a 共享相同的特征向量,并且两个矩阵的对应特征值之和总是 1。即将 S_a 分解为:

$$S_a = U \Lambda_a U^{\mathrm{T}} \tag{7.7}$$

则:

$$S'_a = U \Lambda'_a U^{\mathrm{T}} \tag{7.8}$$

$$\Lambda_a + \Lambda'_a = I \tag{7.9}$$

组合式(7.5)~式(7.8),获得:

$$\Lambda_a = (P^{\mathrm{T}} U)^{\mathrm{T}} R_a (P^{\mathrm{T}} U) = SF_a R_a SF_a^{\mathrm{T}} \tag{7.10}$$

$$\Lambda'_a = (P^T U)^T R'_a (P^T U) = SF_a R'_a SF_a^T \qquad (7.11)$$

其中,

$$SF_a = U^T P \qquad (7.12)$$

对应于较大特征值的较大特征向量在条件 a 下产生高方差,而在其他条件下产生低方差。

通过投影矩阵 $W_a = U^T P$ 可以得到 $C_a = W_a X_a$,重复上述步骤,可以获得 C_b、C_c 和 C_d。将 C_a、C_b、C_c 和 C_d 拼接成特征矩阵 $F_1 = \{C_a | C_b | C_c | C_d\}$,本章中定义 F_1 为 CSP 输入表征。

7.2.2.2 *功能连接*(function connectivity,FC)

大多数基于脑电图的人识别方法依赖于从不同大脑区域对应的单电极信号中提取的特征。广泛使用的特征包括自回归(AR)、熵度量(如模糊熵)、基于小波变换和希尔伯特—黄(Hilbert-Huang)变换。然而,这些方法只捕获了单电极信号的特征,忽略了不同电极信号之间的互连信息。更重要的是,单电极特征容易受到不可避免的生理或心理因素(如昼夜节律、不同的信号采集方案或简单的记录条件)引起的 EEG 振幅变化的影响。

功能连接是由 Riera A 于 2008 年首次在脑电图生物识别中引入。功能连通性捕获分布和空间分离的神经元单元之间统计独立性的偏差。它是一种双变量测量,捕捉两个信号的耦合关系,使其对脑电图振幅变化不那么敏感,是提高基于脑电信号的人识别系统整体性能的一个关键方面。运动的连通性研究运动对于日常任务来说是必不可少的,因为人类的行动是由思想和身体的相互作用协调的,在处理感觉运动和认知任务时,不同的大脑区域共同发挥作用,功能网络可以提供更多信息,帮助更好地表征大脑状态和区分各种心理任务。

在本章中,探索了通过相关性指标(皮尔逊相关系数和相位滞后指数)测量的功能连接性能,展现了脑电信号电极之间的联通性对脑电解码的关键性。

(1)皮尔逊相关(PCC)系数。记录的 EEG 信号矩阵表示为 X,矩阵维度为 $N \times M$,其中 N 是电极的数量,M 是时间序列的长度,$X_j = \{X_{j1}, X_{j2}, \cdots, X_M\}$,表

示第 j 个电极的脑电信号的时间序列。对于第 j 个电极和第 k 个电极的脑电信号 X_j 和 X_k 之间的 PCC 值为：

$$\text{PCC}(j,k) = \frac{\frac{1}{M}\sum_{t=1}^{M}\left[X_j(t) - \boldsymbol{\mu}_j\right]\left[X_k(t) - \boldsymbol{\mu}_k\right]}{\sigma_j\sigma_k} \tag{7.13}$$

其中，σ_j 及 $\boldsymbol{\mu}_j$ 是 X_j 的样本平均值和样本标准差。对 EEG 信号矩阵 X 的 $1\sim N$ 个电极都进行 PCC 计算，得到 $N\times N$ 的 PCC 特征矩阵 F_2，定义为 PCC 输入表征。

（2）相位滞后指数（PLI）。希尔伯特变换可以用来获得信号的瞬时相位，本小节中使用希尔伯特变换方法对记录的 EEG 信号矩阵 X 进行解析。X 的解析形式 X_a 定义为：

$$X_a(t) = X(t) + i\overline{X}(t) = A(t)\,\text{e}^{i\phi(t)} \tag{7.14}$$

设 $X_j = A_j\text{e}^{i\phi_j}$ 和 $X_k = A_k\text{e}^{i\phi_k}$ 是来自第 j 个电极和第 k 个电极的两个分析信号，并且：

$$S = X_j \times \text{conj}(X_k) = A_jA_k\text{e}^{i(\phi_j-\phi_k)} \tag{7.15}$$

其中，$\text{conj}(X)$ 是 X 的共轭。那么，X_j 和 X_k 之间的 PLI 值可以估算为：

$$\text{PLI} = \left|\frac{1}{N}\sum_{i=1}^{N}\text{sign}(\sin(\phi_j(i) - \phi_k(i)))\right| \tag{7.16}$$

其中，

$$\text{sign}(x) = \begin{cases} 1, & \text{当 } x > 0 \\ 0, & \text{当 } x = 0 \quad \phi_j(i) - \phi_k(i) \in (0,2\pi) \\ -1, & \text{当 } x < 0 \end{cases} \tag{7.17}$$

较大的 PLI 值表明两个通道之间的相位同步性更强，相位滞后指数对共同源问题不敏感，从而可以准确地评估相位同步的程度。对 EEG 信号矩阵 X 的 $1\sim N$ 个电极都进行 PLI 计算，得到 $N\times N$ 的 PLI 特征矩阵 F_3，定义为 PLI 输入表征。

对于混合融合，需要考虑融合方法的组合策略，对于选取的三类输入表征：

121

OVS-CSP 特征输入表征 F_1、PCC 特征输入表征 F_2、PLI 特征输入表征 F_3 如何选择组合策略,需要从它们自身代表的特征出发。

F_1 中包含脑电数据的时域信息,同时 F_1 是由每一类的空间成分分布组合而成的,它对整个脑区的所有电极数据的空域特征进行特征提取,包含从脑电电极数据提取出的整体空间信息。F_2 和 F_3 都考虑了电极之间的联通性,本身蕴含着空间信息,和 F_1 代表的整体空间信息不同,F_2 和 F_3 中包含每一个电极和其余电极的位置信息。而 F_2 和 F_3 在电极与电极之间连通性的基础上关注的是不同的特征,F_2 衡量的是两个电极信号的相关程度,F_3 基于相位同步,评估的是两个电极信号的相位差分布的不对称性。

本章中将 F_1 和 F_3 进行早期融合得到混合特征,再将混合特征与 F_2 训练后的输出进行决策融合。将 F_1 和 F_3 进行早期融合后得到高维混合特征更有价值,这是因为时域特征、空域特征和频域特征是脑电信号重要的特征,而对 F_1 和 F_3 进行早期融合不仅考虑到所有电极分布下的整体空间特征,也关注了电极与电极之间的关系,同时结合了时域特征、空间特征和频域特征,充分考虑了特征的互补性。另外,F_2 和 F_3 都是从电极之间的联通性出发,都蕴含着电极之间的耦合关系,而模态相关性较大时,对 F_2 和得到的早期融合特征使用晚期融合也更为适合。

7.2.3 混合融合卷积神经网络结构

卷积神经网络已经成为脑电图生物特征识别和验证的热点,构建合适的卷积网络框架可以帮助从脑电信号中学习到任务相关的信息,提升脑电信号的解码效果。

在本章中,使用卷积神经网络搭建融合模型框架,对于特征融合,分为早期融合、后期融合和混合融合,其中混合融合结合早期融合和后期融合的优点,能够得到更丰富的特征表达,帮助实现脑电运动想象解码。本模块中将特征方法与深度学习相结合,使用卷积神经网络实现混合融合网络,将 7.2.2 节中得到的具体形式的特征 F_1、F_2 和 F_3 输入设计的混合融合网络中,实现多类特征的补充表达,帮助识别脑电信号。

7.2.3.1　早期融合卷积网络模块(EFCNN)

早期融合在提取特征之后集成特征,一个常规的卷积网络中,卷积层通过卷积运算提取图像的局部特征,池化层通过降采样减少特征维度,全连接层将提取到的特征映射到输出类别。所以将特征矩阵在放入卷积神经网络中,卷积神经网络可以通过卷积层和非线性变换来学习特征矩阵的局部特征,并利用多个网络层组合低级特征得到高级特征,本节中的早期融合卷积网络融合特征矩阵的高维信息,帮助提高运动想象的分类效果。

EFCNN 的结构如图 7.2 所示,PLI 特征输入 F_3 和 CSP 特征输入 F_1 同时输入早期融合卷积网络,通过卷积模块提取特征后,得到输出 Z_3 和 Z_1,将特征向量 Z_3 和 Z_1 在 FC 层之前融合在一起。训练的特征向量被级联,表示为:

$$Z_{13} = \mathrm{Concat}(Z_3, Z_1) \tag{7.18}$$

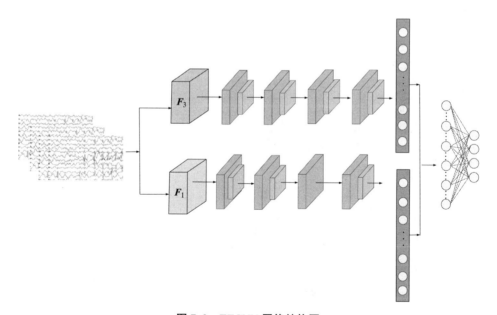

图 7.2　EFCNN 网络结构图

在级联向量 Z_{13} 之上学习 FC 层,使用 FC 层融合了网络训练后两个特征的特征表示,在汇集层后提取这些特征,以获得压缩的特征,而不会丢失有意义和重要的信息。此时就得到 F_3 和 F_1 经过 EFCNN 网络进行早期融合的高维混合特征 S_{13}。

7.2.3.2 双流混合融合卷积网络模块

在后期融合分割网络中,训练多个分割网络以充分利用多种特征,决策级融合的融合过程和特征无关,将每一种模态用作一个网络的输入,分割网络之间互不影响。混合融合结合后期融合和早期融合,综合了两者的优点,由于深度学习模型的多样性和灵活性,也比较适合使用混合融合。

双流混合融合卷积网络(TS-EFCNN)如图 7.3 所示,它由两个并行的网络流——对 F_3 和 F_1 进行早期融合的 EFCNN 网络和对 F_2 进行特征提取分类的含有残差结构的卷积网络(ResCNN)组合而成。对 F_2 使用 ResCNN 网络进行高维特征提取得到高维特征 S_2。设计的 TS-EFCNN 的两个网络流将 S_{13} 与 S_2 的 Softmax 分数进行决策级融合。

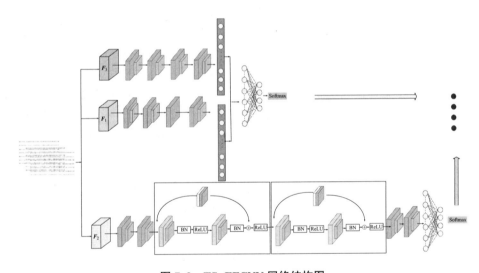

图 7.3　TS-EFCNN 网络结构图

Softmax 函数是二分类函数 Sigmoid 在多分类上的推广,目的是将多分类的结果以概率的形式展现出来。对高维特征 S 求它的 Softmax 分数:

$$M_k = \frac{\exp(S_k)}{\sum_{i=1}^{4} \exp(S_i)} \tag{7.19}$$

TS-EFCNN 输出层共有四个神经元,计算第 k 个神经元的输出 M_k。S_k 代表第 k 个输出神经元的输入,S_i 代表第 i 个输出神经元的输入,得到 S 的 Softmax 分数 $M = (M_1 \mid M_2 \mid M_3 \mid M_4)$。计算得到 TS-EFCNN 的两个网络流输出 S_{13} 与 S_2 的 Softmax 分数 $M_{S_{13}}$ 和 M_{S_2} 后,对进行 $M_{S_{13}}$ 和 M_{S_2} 融合计算。

Softmax 值进行融合计算的方法有均值计算或 Dempster-Shafer 证据理论 (DS 理论)等不确定性推理算法,在 TS-EFCNN 和 ResCNN 网络独立完成分类的基础上,将两个网络的识别结果使用合适的决策函数进行融合做出全局的最优决策。决策函数的容错能力直接影响融合分类性能,这是因为虽然两个网络的识别结果比单一识别更精准有效。但是也增加了误差和风险,每一个网络中可能的错误都会传递到决策层,选取合适的决策函数至关重要。

7.2.3.3　Dempster-Shafer 证据理论

对双流网络输出的 Softmax 值 $M_{S_{13}}$ 和 M_{S_2} 进行融合计算时,选择 Dempster-Shafer(DS)证据理论,DS 理论也称为信念函数理论。DS 理论主要是关于贝叶斯概率等量化信念。它的主要思想是证据的概念,以及如何将不同的证据组合起来,以便做出推断。DS 理论的基础是建立辨别框架 Θ 和假设子集 $\{A_1, A_2, \cdots, A_n\} \subseteq \Theta$,其中,$n$ 是假设的数量。A_i 是幂集 $P(\Theta)$ 的一个元素。质量函数或基本概率赋值 M 是一个映射 $P(\Theta) \rightarrow [0,1]$,将质量值分配给每个假设 $A_i \subseteq \Theta$。Mass 函数表示每个元素本身的信任级别。质量函数有两个约束条件:

(1)$\sum_{A \subseteq \Theta} M(A) = 1$;

(2)$M(\phi) = 0$。

满足以上特性的质量函数称为归一化质量函数。数据集中的运动类别可以被视为识别框架 Θ 下的子集 A 中的元素。根据运动想象动作的类数,$n = 4$,并且每个元素是独立的。在这里,使用 Dempster 法则来组合从双流网络输出的 Softmax 值,将双流网络输出的 Softmax 值 $M_{S_{13}}$ 和 M_{S_2} 当作质量函数 $M_1(B)$ 和 $M_2(C)$,基于 Dempster 规则 $\oplus$ 的质量函数组合($M_{1 \oplus 2} = M_1 \oplus M_2$)定义为:

$$M_{1 \oplus 2}(A) = \alpha \sum_{B \cap C = \phi} M_1(B_i) M_2(C_i), \forall A \subseteq \Theta, A \neq \phi \qquad (7.20)$$

其中，

$$M_{1 \oplus 2}(\phi) = 0 \tag{7.21}$$

$$\alpha = \frac{1}{\sum_{B \cap C = \phi} M_1(B_i) M_2(C_i)} \tag{7.22}$$

α 是表示质量函数归一化的归一化常数。$M_{1 \oplus 2}(A)$ 也是一个质量函数，满足 $\sum_{A \subseteq \Theta} M_{1 \oplus 2}(A) = 1$，$M_{1 \oplus 2}(A)$ 是 $M_1(B)$ 和 $M_2(C)$ 的最终概率赋值，将 $M_{1 \oplus 2}(A)$ 作为 TS-EFCNN-DS 混合融合的结果。

7.2.4　混合融合卷积神经网络参数的选取及训练

TS-EFCNN-DS 网络各部分的具体参数见表 7.1 和表 7.2，其中 EFCNN 中的网络结构和输入的特征表征有关，当输入 F_1 和 F_3 时，训练特征的卷积结构不同，见表 7.1。当输入 F_1 时，因为 F_1 中包含着采样点的时间序列信息和电极整体的空间信息，首先使用 Conv 1 和 Conv 2 提取 F_1 的时间卷积特征，再使用 Conv 3 和 Conv 4 提取 F_1 的空间卷积特征。当输入 F_2 和 F_3 时，由于其中分别包含电极的相关程度信息和电极之间的频域信息，输入的格式包含电极通道数目×电极通道数目，所以选取长和宽相同的卷积核进行特征缩小。

表 7.1　EFCNN 的网络参数

F_1 输入			F_3 输入		
卷积层名称	输出大小	卷积核参数	卷积层名称	输出大小	卷积核参数
Conv 1	16 × 30 @ 64	1 × 11, 64,　步长 (1,4)	Conv 1	17 × 17 @ 64	5 × 5, 64,　步长 (1,1)
		1 × 4, 最大池化,　步长 (1,4)			2 × 2, 最大池化,　步长 (1,1)
Conv 2	16 × 1 @ 128	1 × 7, 128,　步长 (1,4)	Conv 2	7 × 7 @ 128	3 × 3, 128,　步长 (2,2)
		1 × 4, 最大池化,　步长 (1,4)			2 × 2, 最大池化,　步长 (1,1)

续表

F_1 输入			F_3 输入		
卷积层名称	输出大小	卷积核参数	卷积层名称	输出大小	卷积核参数
Conv 3	10×1 @ 256	7×1, 128, 步长 $(1,1)$	Conv 3	4×4 @ 256	3×3, 128, 步长 $(1,1)$
		—			2×2, 最大池化, 步长 $(1,1)$
Conv 4	1×1 @ 256	5×1, 256, 步长 $(1,1)$	Conv 4	1×1 @ 256	3×3, 256, 步长 $(1,1)$
		4×1, 最大池化, 步长 $(4,1)$			2×2, 最大池化, 步长 $(1,1)$
FC	$[512;1024;4]$, Logsoftmax				

表 7.2　ResCNN 的网络参数

卷积层名称	输出大小	卷积核参数
Conv 1	19×19 @ 64	3×3, 64, 步长 $(1,1)$
		2×2, 最大池化, 步长 $(1,1)$
Conv 2	16×16 @ 128	16×1, 128, 步长 $(16,1)$
		2×2, 最大池化, 步长 $(1,1)$
Conv 3	8×8 @ 128	$\begin{bmatrix} 3 \times 3,128 \\ 3 \times 3,128 \end{bmatrix} \times 2$
Conv 4	8×8 @ 256	$\begin{bmatrix} 3 \times 3,256 \\ 3 \times 3,256 \end{bmatrix} \times 2$
		2×2, 最大池化, 步长 $(1,1)$
Conv 5	5×5 @ 256	3×3, 64, 步长 $(1,1)$
		2×2, 最大池化, 步长 $(1,1)$
Conv 6	2×2 @ 256	3×3, 64, 步长 $(1,1)$
		2×2, 最大池化, 步长 $(1,1)$
全连接层	1×1 @ 1024	$[1024;2048;4]$, Logsoftmax

　　根据经验选取和设置 EFCNN 网络和 ResCNN 网络的超参数。其中,迭代次数设为 200,初始学习率设为 10^{-5},使用 ReduceLROnPlateau 调度器和 Adamax 优化器,调度器在完成每一批次训练之后,检查模型性能是否有所提高,并对学习率进行更新与调整。当过多的训练数据同时输入网络中,会占用内存空间降

低计算效率。而对不同批次的训练数据分批处理,逐个输入训练样本,能够减少训练时间,因此,选择批次样本数量为 32,作为一组随机选择且同时作为输入的样本组。损失函数选择 Focal Loss 损失函数,它可以根据不同类别的正负样本的不平衡程度,使容易分类的样本权重降低,而对难分类的样本权重增加,独立地平衡不同类别样本的损失贡献。

为了帮助选出泛化能力和效果最好的模型,当使用训练数据去训练模型时,为了找出最理想的模型,增加验证模型的环节,使用验证集对模型效果进行预测,选择效果最佳的模型对应的参数对模型参数进行调整,得到最优的模型。

实验中在 Matlab 2017b 环境下进行的数据预处理和使用特征方法提取脑电特征,实验环境为 AMD Ryzen 7 5800H 的 16GB RAM CPU。对 TS-EFCNN-DS 网络采用 PyTorch 深度学习框架实现。

7.3　实验结果与可视化分析

7.3.1　实验数据预处理

数据预处理可以去除脑电信号中的多种伪迹,保留原始真实的脑电信号。脑电信号的感觉运动节律的振幅调节在 mu 和 beta 波段之间,在对脑电信号进行特征提取之前,将所有记录的通道的脑电信号用带通滤波器(8~30Hz)的滤波器组进行过滤。

同时应用指数移动标准化作为标准化方法,从数据集中去除噪声。指数移动标准化的计算如下:

$$s'_k = \frac{s_k - \mu_k}{\sqrt{\sigma_k^2}} \tag{7.23}$$

$$\mu_k = (1 - \alpha) s_k + \alpha \mu_{k-1} \tag{7.24}$$

$$\sigma_k^2 = (1 - \alpha)(s_k - \mu_k)^2 + \alpha \sigma_{k-1}^2 \tag{7.25}$$

其中,k 是一个时间点;s'_k 和 s_k 表示输入和预处理的信号;μ_k 和 σ_k 分别是移动平均值和标准偏差值；α 是一个衰减因子，决定了保存先前数据的比率，本章中将 α 设为 0.999。

7.3.2 实验结果分析

为了验证本章提出的多特征混合融合网络的效果，本章中将该算法与以下几种相同采用 BCI 第四次竞赛的 2a 数据集的其他算法进行对比实验。如表 7.3 所示，从以下两个方面对本实验结果进行对比。

表 7.3 不同解码方法的 BCI 第四次竞赛的 2a 数据集分类准确率

解码方法	A1	A2	A3	A4	A5	A6	A7	A8	A9	平均值
F_1-CNN	0.81	0.55	0.81	0.51	0.52	0.48	0.61	0.78	0.77	0.65
F_2-CNN	0.75	0.57	0.74	0.54	0.56	0.41	0.69	0.74	0.79	0.64
F_3-CNN	0.72	0.51	0.78	0.56	0.54	0.51	0.64	0.75	0.81	0.65
FBCSP	0.76	0.57	0.81	0.61	0.55	0.45	0.83	0.81	0.71	0.67
AX-LSTM	0.75	0.71	0.72	0.73	**0.83**	0.70	**0.89**	0.80	0.75	0.76
FDBN	0.71	0.55	0.77	0.66	0.69	0.65	0.72	**0.92**	0.82	0.72
3D CNN	0.77	0.60	**0.83**	0.72	0.75	0.69	0.77	0.85	0.75	0.74
EFCNN	0.82	0.68	0.82	0.72	0.66	0.72	0.77	0.82	0.82	0.75
TS-EFCNN-DS	**0.84**	**0.73**	0.83	**0.77**	0.69	**0.73**	0.78	0.84	**0.84**	**0.78**
平均值	0.77	0.61	0.79	0.72	0.65	0.59	0.59	0.73	0.78	——

（1）从单特征与多特征融合对分类效果的影响方面出发，采用控制变量法，研究单个特征方法、早期融合特征方法以及混合融合特征方法的分类效果。据此，设计以下实验——F_1-CNN：将 F_1 输入卷积网络；F_2-CNN：将 F_2 输入卷积网络；F_3-CNN：将 F_3 输入卷积网络；EFCNN：本章中提出的早期融合网络对 F_3 和 F_2 进行早期融合；TS-EFCNN-DS：本章提出的多特征混合融合模型对 F_1、F_2 和 F_3 进行混合融合。通过以上对比实验，证明多特征融合方法相较于单特征方法对脑电信号的表达能力的提升。

（2）将本模型与表中第四行到第七行的经典算法效果进行比较，证明设计的 TS-EFCNN-DS 网络对脑电运动想象解码存在优越性。

在本章实验中,将每位受试者提供的训练数据和测试数据进行组合和随机排列,并使用本章提出的 TS-EFCNN-DS 网络对各受试者的运动想象脑电信号进行分类。本章中使用了相同的数据库,将单特征运动想象解码效果、多特征早期混合运动想象解码效果与多特征混合融合运动想象解码效果以及与一些经典论文中提出的运动想象解码算法效果进行了比较。

从表 7.3 中可以看出,在大多数受试者上,本章中提出的方法的解码效果优于其他方法的运动想象脑电解码效果。将本章提出的 TS-EFCNN-DS 网络与单个特征方法和 EFCNN 网络的分类效果比较,TS-EFCNN-DS 网络对每一个受试者进行解码时,它得到的分类精度都是最高的,这说明了使用多个特征相互补充时,能够帮助更好地表达脑电信号,提升解码效果,弥补单一尺度特征造成的类别倾向性。在对比的其他方法中,FBCSP 算法是 CSP 算法的派生方法,FBCSP 同时考虑空域特征与频率特征。AX-LSTM 采用一维聚合近似来提取 LSTM 网络的有效信号表示,进一步部署了信道加权技术从而以提高所提出的分类框架的有效性。FDBN 是一种新的基于受限玻尔兹曼机的深度学习方案。3D CNN 方法设计多分支 3D 卷积网络,将 EEG 信号转换为 2D 数组序列来生成 3D 表示,利用了脑电图各个空间维度和时间维度的特征。将本章提出的 TS-EFCNN-DS 算法与以上四种算法进行对比,九位受试者的平均准确率分别提升 11%、2%、6% 和 4%。对大部分受试者,本章提出的 TS-EFCNN-DS 算法的解码效果优于其他几种算法,证明了算法设计的合理性。

7.3.3 可视化分析

在上一节中,将 TS-EFCNN-DS 融合多种特征与其他方法的分类效果进行对比。经过对比可知,本章提出的 TS-EFCNN-DS 多特征融合算法在大多数受试者提供的数据集上都优于其他对比方法。为了进一步展现 TS-EFCNN-DS 网络对特征的融合效果,本小节使用四种方法对动态融合特征进行比较分析,分别为 T-SNE 可视化算法、混沌矩阵、ROC 曲线与 PR 曲线的可视化方法。同时由于输入的连通性特征可以由矩阵表示,展示功能连接算法的可视化效果。

7.3.3.1　功能连接矩阵可视化

首先,分别使用 CSP 算法、PCC 算法和 PLI 算法对脑电数据进行特征提取,得到了 F_1、F_2 和 F_3 三类特征矩阵。其中 F_2 和 F_3 特征都是基于电极与电极之间的连通性,可以绘制对应的功能连接矩阵,F_2 着重于电极之间的相关性程度,F_3 着重于相位差分布的不对称性。图 7.4 为受试者 A1 一个试次下的四类运动想象的 F_2 和 F_3 功能连接矩阵,由于 F_2 和 F_3 代表的特征不同,功能连接矩阵的数据分布不同。

图 7.4 彩图

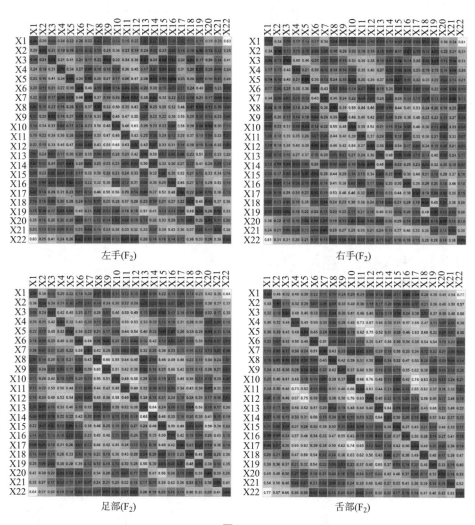

图 7.4

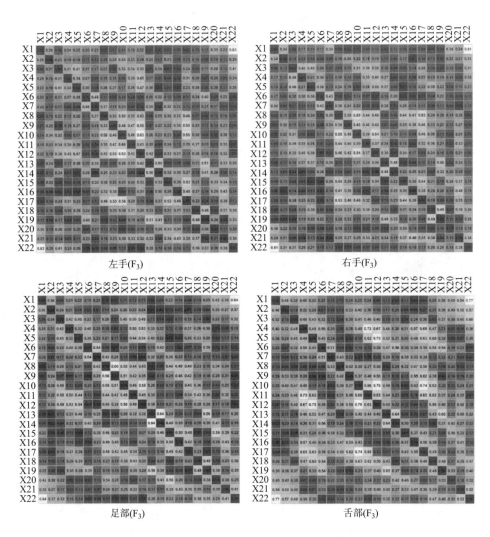

图7.4 受试者 A1 的四类功能连接矩阵

7.3.3.2 T-SNE 可视化

T-SNE 是一种高维数据可视化算法,通过概率分布将特征从高维空间映射到低维空间后进行可视化分析,可以帮助直观地了解数据的结构。首先使用 t-SNE 对九位受试者四类运动想象预处理后的原始数据进行可视化,如图7.5 所示,预处理后的原始数据分布无序混乱,代表后续分类难度较高。同时在图 7.6~图 7.8 中对 F_1、F_2 和 F_3 特征输入的分布进行可视化。可以看出虽然没有分类器的参与,但是和预处理后的数据 t-SNE 可视化结果相比,受试者 A1、A3、A8 和 A9 在使用 PCC 和 PLI 特征方法时,不同类别数据已经出现了向一侧移动的趋势,在使用 CSP 特征方法时受试者虽然不同类别数据并无明显的分界,但是此时不同类别数据并不是像图 7.5 中混乱无序,而是以某种规律进行移动,这说明选取的特征方法有助于后续的运动想象解码。同时对 F_1、F_2 和 F_3 的 t-SNE 可视图进行分析时,可以明显看出受试者 A2、A4、A5、A6 和 A7 的分类难度要高于其他受试者,因为他们特征提取后的数据分布更为混乱复杂,这也为后续解码增加了难度。

图 7.5 彩图

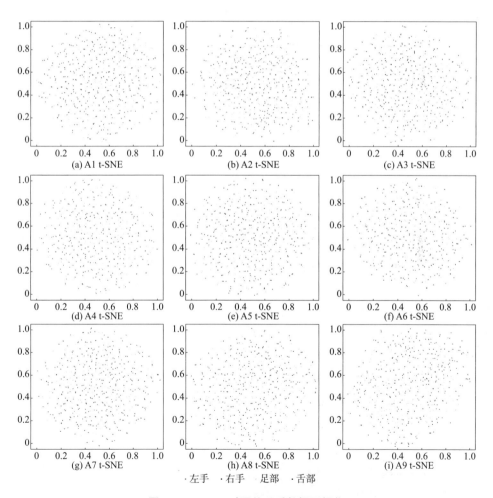

图 7.5　t-SNE 对预处理后数据可视化

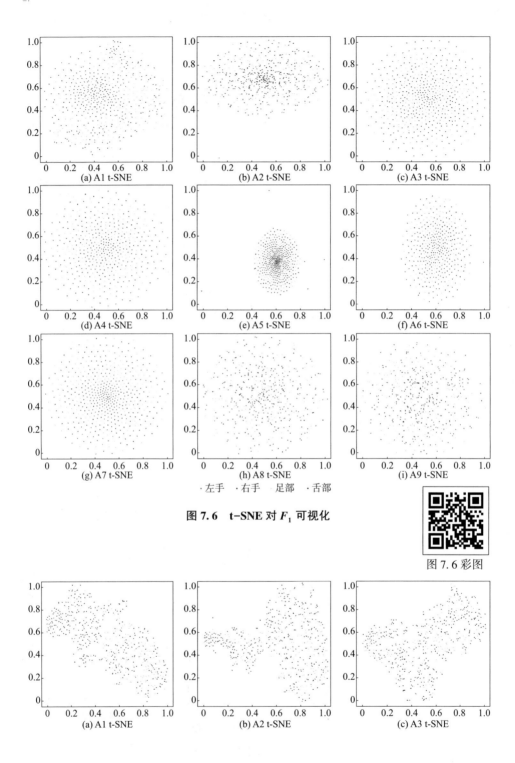

(a) A1 t-SNE (b) A2 t-SNE (c) A3 t-SNE

(d) A4 t-SNE (e) A5 t-SNE (f) A6 t-SNE

(g) A7 t-SNE (h) A8 t-SNE (i) A9 t-SNE

·左手 ·右手 足部 ·舌部

图 7.6 t-SNE 对 F_1 可视化

图 7.6 彩图

(a) A1 t-SNE (b) A2 t-SNE (c) A3 t-SNE

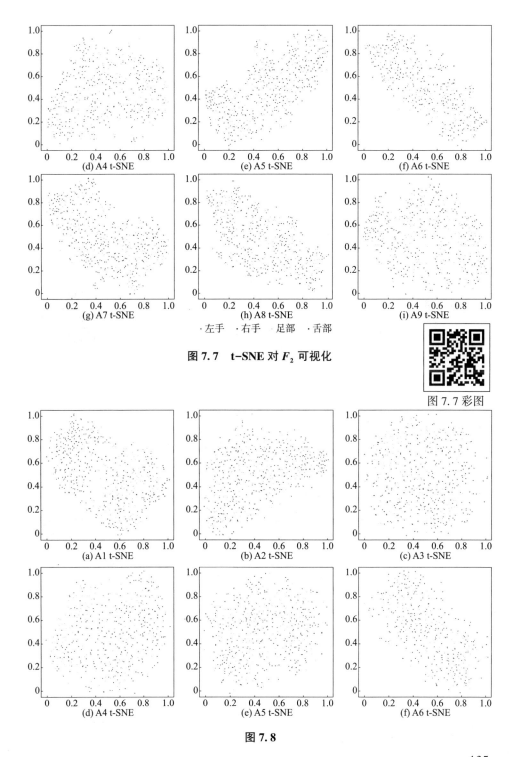

(d) A4 t-SNE　　(e) A5 t-SNE　　(f) A6 t-SNE

(g) A7 t-SNE　　(h) A8 t-SNE　　(i) A9 t-SNE

·左手　·右手　足部　·舌部

图 7.7　t-SNE 对 F_2 可视化

图 7.7 彩图

(a) A1 t-SNE　　(b) A2 t-SNE　　(c) A3 t-SNE

(d) A4 t-SNE　　(e) A5 t-SNE　　(f) A6 t-SNE

图 7.8

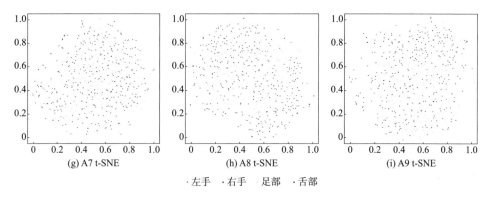

(g) A7 t-SNE　　　　　　(h) A8 t-SNE　　　　　　(i) A9 t-SNE

·左手　·右手　足部　·舌部

图 7.8　t-SNE 对 F_3 可视化

在使用 t-SNE 对网络特征输入 F_1、F_2、F_3 进行可视化之后，对设计的多特征混合融合 TS-EFCNN-DS 网络进行 t-SNE 可视化。首先对 TS-EFCNN-DS 网络的训练效果进行可视化，再分别对 TS-EFCNN-DS 网络测试效果进行可视化，观察训练和测试时的数据分布，有助于对模型的提取特征能力和模型泛化能力有一个直观的了解。

图 7.8 彩图

图 7.9 将训练数据输入保存的训练模型得到的输出进行可视化，可以看出四种类别的数据之间界限明显，设计的卷积网络成功地将图 7.5 中差异性较小的数据分割成较大差异的分布，这代表本章中设计的模型提取特征的能力较强。

图 7.9 彩图

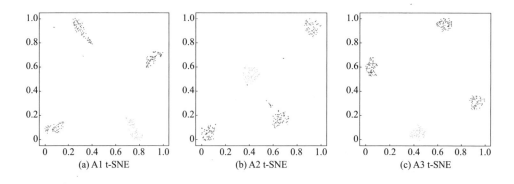

(a) A1 t-SNE　　　　　　(b) A2 t-SNE　　　　　　(c) A3 t-SNE

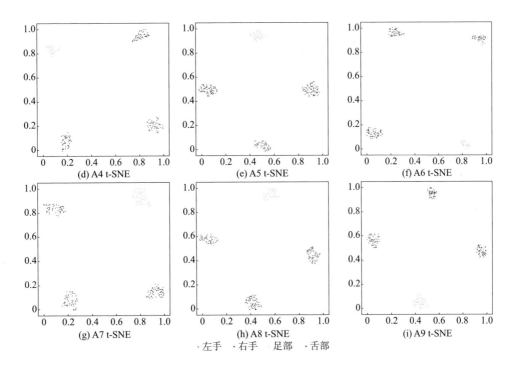

图 7.9　t-SNE 对 TS-EFCNN-DS 模型训练效果可视化

图 7.10 将模型测试时的输出进行可视化,对设计的 TS-EFCNN-DS 模型的泛化能力进行分析。可以看出四种类别的数据之间界限较为明显,可以清晰地观察到特征簇的边界分布,这代表模型有优秀的泛化能力。但是在中间区域还是出现了类别混叠的现象,其中较为明显的是受试者 A2、A4、A5 和 A6,这与上一节的分类准确率对应,这四位受试者的运动想象分类效果相对其他受试者要差。但是总体来说,TS-EFCNN-DS 模型具有较好的泛化能力,可以帮助实现脑电运动想象解码。

图 7.10 彩图

7.3.3.3　混沌矩阵分析

混沌矩阵是精度评价表示的一种标准格式,采用特定矩阵呈现算法性能的可视化效果,常用于分析各类图像与数据的分类精度。本小节利用混沌矩阵展示九位受试者在四类运动想象任务下使用 EFCNN 网络与 TS-EFCNN-DS 网络时的分类精度,如图 7.11 所示。图 7.11 所示的混淆矩阵中有以下指标:

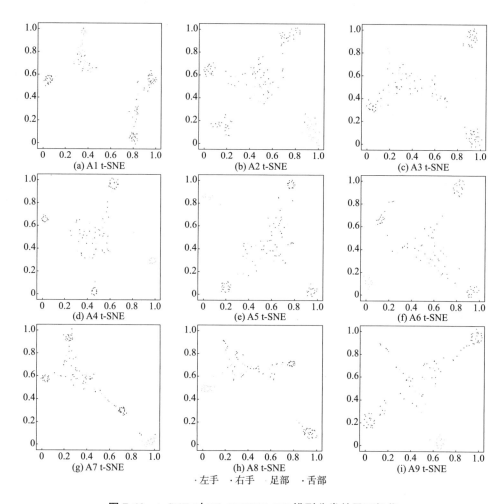

·左手 ·右手 足部 ·舌部

图 7.10 t–SNE 对 TS–EFCNN–DS 模型分类效果可视化

（1）精度。模型认为正确且确实是正确的样本占模型认为正确的所有样本的概率，精度为正确预测除以总预测，每个类别的精度结果在图 7.11 和图 7.12 中混淆矩阵第五行第一列到第四列。

图 7.11 彩图

（2）召回率。模型认为正确且确实是正确的样本占所有正确的所有样本的概率，召回率为正确分类除以总实际值，每个类别的召回率在图 7.11 和图 7.12 中混淆矩阵第五列第一行到第四行。

图 7.12 彩图

（3）正确率。正确分类的总数占所有样本的比例，总的正确率在图 7.11 和图 7.12 中混淆矩阵第五列第五行。

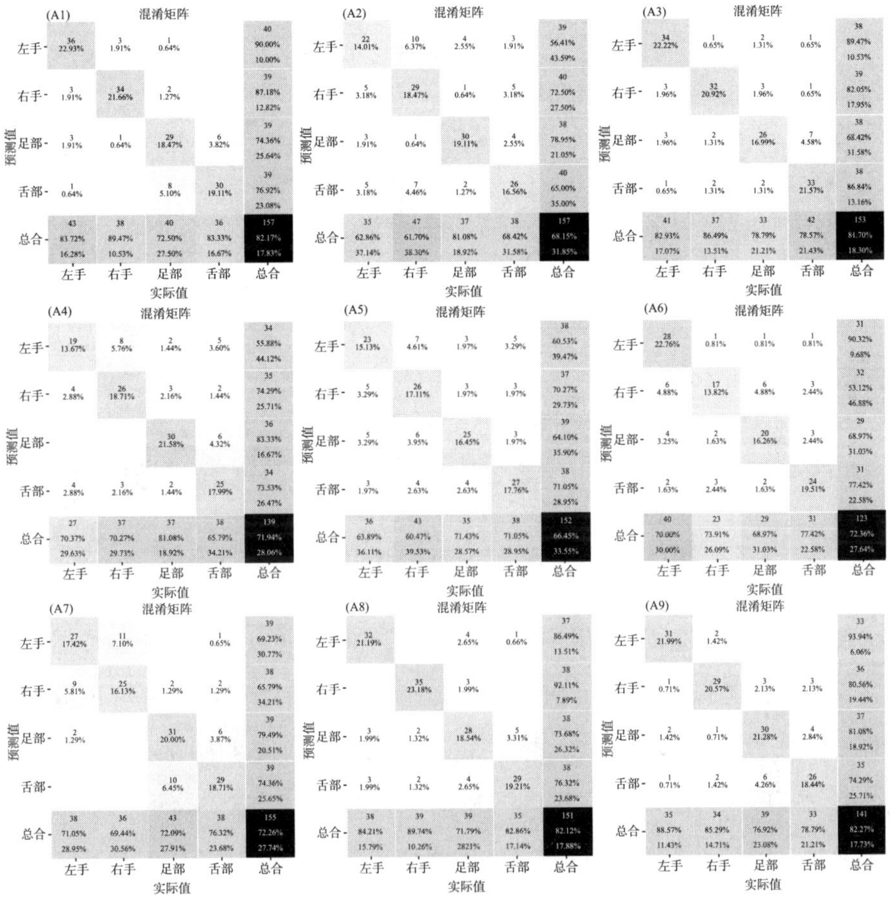

(A1) 混淆矩阵

预测值	左手	右手	足部	舌部	总合
左手	36 22.93%	3 1.91%	1 0.64%		40 90.00% 10.00%
右手	3 1.91%	34 21.66%	2 1.27%		39 87.18% 12.82%
足部	3 1.91%	1 0.64%	29 18.47%	6 3.82%	39 74.36% 25.64%
舌部	1 0.64%	8 5.10%	8 5.10%	30 19.11%	39 76.92% 23.08%
总合	43 83.72% 16.28%	38 89.47% 10.53%	40 72.50% 27.50%	36 83.33% 16.67%	157 82.17% 17.83%
	左手	右手	足部	舌部	总合
			实际值		

(A2) 混淆矩阵

预测值	左手	右手	足部	舌部	总合
左手	22 14.01%	10 6.37%	4 2.55%	3 1.91%	39 56.41% 43.59%
右手	5 3.18%	29 18.47%	1 0.64%	5 3.18%	40 72.50% 27.50%
足部	3 1.91%	1 0.64%	30 19.11%	4 2.55%	38 78.95% 21.05%
舌部	5 3.18%	7 4.46%	2 1.27%	26 16.56%	40 65.00% 35.00%
总合	35 62.86% 37.14%	47 61.70% 38.30%	37 81.08% 18.92%	38 68.42% 31.58%	157 68.15% 31.85%
	左手	右手	足部	舌部	总合
			实际值		

(A3) 混淆矩阵

预测值	左手	右手	足部	舌部	总合
左手	34 22.22%	1 0.65%	2 1.31%	1 0.65%	38 89.47% 10.53%
右手	3 1.96%	32 20.92%	3 1.96%	1 0.65%	39 82.05% 17.95%
足部	3 1.96%	2 1.31%	26 16.99%	7 4.58%	38 68.42% 31.58%
舌部	1 0.65%	2 1.31%	2 1.31%	33 21.57%	38 86.84% 13.16%
总合	41 82.93% 17.07%	37 86.49% 13.51%	33 78.79% 21.21%	42 78.57% 21.43%	153 84.70% 18.30%
	左手	右手	足部	舌部	总合
			实际值		

(A4) 混淆矩阵

预测值	左手	右手	足部	舌部	总合
左手	19 13.67%	8 5.76%	2 1.44%	5 3.60%	34 55.88% 44.12%
右手	4 2.88%	26 18.71%	3 2.16%	2 1.44%	35 74.29% 25.71%
足部		3 21.58%	30 21.58%	6 4.32%	36 83.33% 16.67%
舌部	4 2.88%	3 2.16%	2 1.44%	25 17.99%	34 73.53% 26.47%
总合	27 70.37% 29.63%	37 70.27% 29.73%	37 65.79% 18.92%	38 71.05% 34.21%	139 71.94% 28.06%
	左手	右手	足部	舌部	总合
			实际值		

(A5) 混淆矩阵

预测值	左手	右手	足部	舌部	总合
左手	23 15.13%	7 4.61%	3 1.97%	5 3.29%	38 60.53% 39.47%
右手	5 3.29%	26 17.11%	3 1.97%	3 1.97%	37 70.27% 29.73%
足部	5 3.29%	6 3.95%	25 16.45%	3 1.97%	39 64.10% 35.90%
舌部	3 1.97%	4 2.63%	4 2.63%	27 17.76%	38 71.05% 28.95%
总合	36 63.89% 36.11%	43 60.47% 39.53%	35 71.43% 28.57%	38 71.05% 28.95%	152 66.45% 33.55%
	左手	右手	足部	舌部	总合
			实际值		

(A6) 混淆矩阵

预测值	左手	右手	足部	舌部	总合
左手	28 22.76%	1 0.81%	1 0.81%	1 0.81%	31 90.32% 9.68%
右手	6 4.88%	17 13.82%	6 4.88%	3 2.44%	32 53.12% 46.88%
足部	4 3.25%	2 1.63%	20 16.26%	3 2.44%	29 68.97% 31.03%
舌部	2 1.63%	3 2.44%	2 1.63%	24 19.51%	31 77.42% 22.58%
总合	40 70.00% 30.00%	23 73.91% 26.09%	29 68.97% 31.03%	31 77.42% 22.58%	123 72.36% 27.64%
	左手	右手	足部	舌部	总合
			实际值		

(A7) 混淆矩阵

预测值	左手	右手	足部	舌部	总合
左手	27 17.42%	11 7.10%		1 0.65%	39 69.23% 30.77%
右手	9 5.81%	25 16.13%	2 1.29%	2 1.29%	38 65.79% 34.21%
足部	2 1.29%		31 20.00%	6 3.87%	39 79.49% 20.51%
舌部		10 6.45%	10 6.45%	29 18.71%	39 74.36% 25.65%
总合	38 71.05% 28.95%	36 69.44% 30.56%	43 72.09% 27.91%	38 76.32% 23.68%	155 72.26% 27.74%
	左手	右手	足部	舌部	总合
			实际值		

(A8) 混淆矩阵

预测值	左手	右手	足部	舌部	总合
左手	32 21.19%	4 2.65%		1 0.66%	37 86.49% 13.51%
右手	3 1.99%	35 23.18%	3 1.99%		38 92.11% 7.89%
足部	3 1.99%	2 1.32%	28 18.54%	5 3.31%	38 73.68% 26.32%
舌部	3 1.99%	3 1.99%	2 1.32%	29 19.21%	38 74.29% 23.68%
总合	38 84.21% 15.79%	39 89.74% 10.26%	39 71.79% 28.21%	35 82.86% 17.14%	155 82.12% 17.88%
	左手	右手	足部	舌部	总合
			实际值		

(A9) 混淆矩阵

预测值	左手	右手	足部	舌部	总合
左手	31 21.99%	2 1.42%			33 93.94% 6.06%
右手	1 0.71%	29 20.57%	3 2.13%	3 2.13%	36 80.56% 19.44%
足部	2 1.42%	1 0.71%	30 21.28%	4 2.84%	38 81.08% 18.92%
舌部	1 0.71%	2 1.42%	6 4.26%	28 18.44%	38 74.29% 25.71%
总合	35 88.57% 11.43%	34 85.29% 14.71%	39 76.92% 23.08%	35 78.79% 21.21%	141 82.27% 17.73%
	左手	右手	足部	舌部	总合
			实际值		

图 7.11　九位受试者的 EFCNN 混沌矩阵分析图

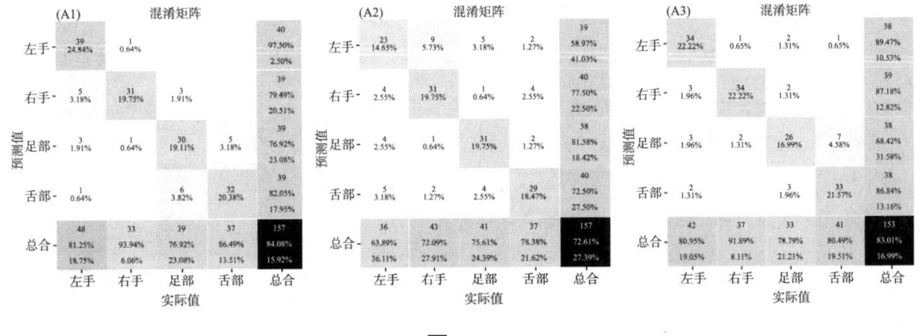

(A1) 混淆矩阵

预测值	左手	右手	足部	舌部	总合
左手	39 24.84%		1 0.64%		40 97.50% 2.50%
右手	5 3.18%	31 19.75%	3 1.91%		39 79.49% 20.51%
足部	3 1.91%	1 0.64%	30 19.11%	5 3.18%	39 76.92% 23.08%
舌部	1 0.64%		6 3.82%	32 20.38%	39 82.05% 17.95%
总合	48 81.25% 18.75%	33 93.94% 6.06%	39 76.92% 23.08%	37 84.08% 15.51%	157 82.01% 15.92%
	左手	右手	足部	舌部	总合
			实际值		

(A2) 混淆矩阵

预测值	左手	右手	足部	舌部	总合
左手	23 14.65%	9 5.73%	5 3.18%	2 1.27%	39 58.97% 41.03%
右手	4 2.55%	31 19.75%	1 0.64%	4 2.55%	40 77.50% 22.50%
足部	4 2.55%	1 0.64%	31 19.75%	2 1.27%	38 81.58% 18.42%
舌部	5 3.18%	2 1.27%	4 2.55%	29 18.47%	40 72.50% 17.95%
总合	36 63.89% 36.11%	43 72.09% 27.91%	41 75.61% 24.39%	37 78.38% 21.62%	157 72.61% 27.39%
	左手	右手	足部	舌部	总合
			实际值		

(A3) 混淆矩阵

预测值	左手	右手	足部	舌部	总合
左手	34 22.22%	1 0.65%	2 1.31%	1 0.65%	38 89.47% 10.53%
右手	3 1.96%	34 22.22%	2 1.31%		39 87.18% 12.82%
足部	3 1.96%	1 0.65%	26 16.99%	7 4.58%	38 68.42% 31.58%
舌部	2 1.31%		1 0.65%	33 21.57%	38 86.84% 13.16%
总合	42 80.95% 19.05%	37 91.89% 8.11%	33 78.79% 21.21%	41 80.49% 19.51%	153 83.01% 16.99%
	左手	右手	足部	舌部	总合
			实际值		

图 7.12

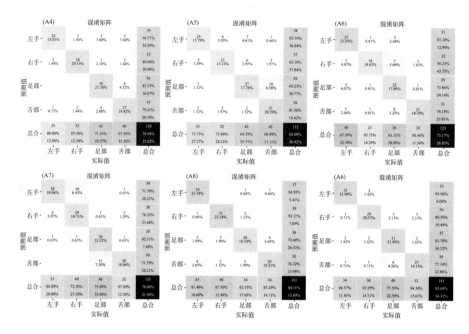

图 7.12　九位受试者的 TS-EFCNN-DS 混淆矩阵分析图

使用混淆矩阵进行分析,可以避免当某类样本占比过大时,分类器将所有样本都预测为该样本时得到较高准确率。通过精度和召回率可以分析每类样本的预测结果,帮助更好地分析模型。如图 7.11 和图 7.12 对 EFCNN 网络和 TS-EFCNN-DS 混淆矩阵分析图进行分析,当 EFCNN 网络增加了决策融合之后,得到的 TS-EFCNN-DS 网络使得每一个受试者的四种运动想象类别中样本精度最低或召回率最低的类别的精度或召回率都有提升。这代表着当加入了新特征进行后期融合时,可以在原本混合特征的基础上加入新的补充特征,对脑电信号有更充分地表达,使得较为难以检测的类别能够找得对、找得全,证明了本章中提出的 TS-EFCNN-DS 网络融合多种特征的合理性。

7.3.3.4　ROC 曲线与 PR 曲线分析

在机器学习领域,如果仅将准确率作为衡量模型性能好坏的唯一指标,可能会对模型性能产生误解。ROC 曲线是一种坐标图式的分析工具,用于在同一模型中设定最佳阈值。对于分类问题可以直接预测输入数据的类别,或者也可以为测试样本产生一个实值或概率预测,并将这个预测值与一个分类阈值作比较,大于分类阈值被预测为正,小于分类阈值被预测为负。同时可以通过更改阈值来调整模型在某个问题上的预测性能,在上小节中的混淆矩阵中使用了精度和召回率的概念作为偏斜类问题的评估度量值,在本节中使用 ROC 曲线调整阈值可以帮助实现精度和召回率的相对平衡,满足实际应用的要求。

以二分类问题为例,主要有两类错误——假阴性和假阳性:假阴性为一个正样本被错误地预测为负样本;假阳性为一个负样本被错误地预测为正样本。利用概率预测结果并设置合适的阈值就可以在这两种错误之间取得平衡。通过调整阈值在这个排序数组中的位置将样本分为两个部分,阈值左边被预测为正样本,阈值右侧被预测为负样本。如果希望提高模型的精度,就可以把这个阈值增大。如果希望提高模型的召回率,那么就可以把这个阈值减小。排序本身的好坏体现了综合考虑学习器在一般情况下泛化性能的好坏。ROC 则是从这个角度出发来研究学习器泛化性能的有力工具。同时,ROC 曲线主要应用于测试集中的样本分布得较为均匀的情况,当测试集中的正负样本的分布变化时,ROC 曲线能够保持不变。因为 ROC 曲线与样本正负比例无关,所以能够衡量一个模型本身的预测能力。

图 7.13 为九位受试者的 ROC 曲线图,本章中根据每个运动想象类别的混淆矩阵得到每个类别对应的正负样本,得到每个类别的 ROC 曲线,对 ROC 曲线进行平均后,得到多分类的 ROC 曲线。对于 ROC 曲线来说,越靠近左上方表明模型性能越好。图中 ROC 曲线与坐标轴围成的面积很大,表明模型分类效果很好,分类器可以把真正的正样本排在前面。

图 7.13 所示每个类别的运动想象的折线都不是完全重合的,对每个类别的 ROC 曲线进行分析时,如果需要识别的运动想象运动一定要识别出所有的真阳性同时可以容忍一定的假阳性,就选取曲线上纵轴上值最大时横轴值最小的点作为最佳阈值;如果需要识别的运动想象运动不能容忍假阳性同时要求要识别出所有的真阳性,就选取曲线上横轴值最小时纵轴上值最大的点作为最佳阈值,根据每个类别的 ROC 曲线选取合适的阈值帮助取得合适的结果去控制

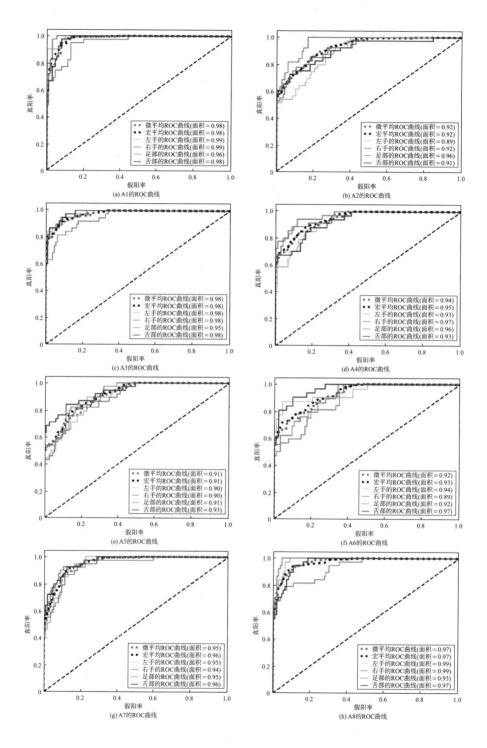

(a) A1的ROC曲线

(b) A2的ROC曲线

(c) A3的ROC曲线

(d) A4的ROC曲线

(e) A5的ROC曲线

(f) A6的ROC曲线

(g) A7的ROC曲线

(h) A8的ROC曲线

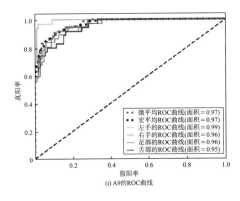

图 7.13 彩图

图 7.13　九位受试者的 TS-EFCNN-DS 模型的 ROC 曲线分析图

应用设备。在实际应用中,如果解码出紧急信号,如呼喊、求救等信号,选择 ROC 曲线上纵轴上值最大时横轴值最小的点作为最佳阈值,在尽量保证解码正确的情况下做到解码不遗漏。而解码出其他非紧急信号等,如本章中的脚部、舌部等信息,只需要识别出正确的动作即可,选择 ROC 曲线上横轴值最小时纵轴上值最大的点作为最佳阈值,保证每次解码得到的结果都是正确的。多分类的 ROC 曲线不仅展现了设计的 TS-EFCNN-DS 模型的优越性,还对实际应用中的运动想象解码提供了重要参考。

但是 ROC 曲线面对不平衡数据集的不敏感性使得它较难看出一个模型在面临样本比例变化时模型的预测情况。在正负样本不平衡时,PR 曲线比 ROC 曲线更能反映模型的性能,图 7.14 中展示了九位受试者使用 TS-EFCNN-DS 网络进行解码时的四类平均的 PR 曲线,PR 曲线越靠近右上角代表学习器的性能越好,这也证明了本章设计的模型的优越性。

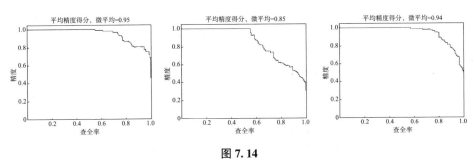

图 7.14

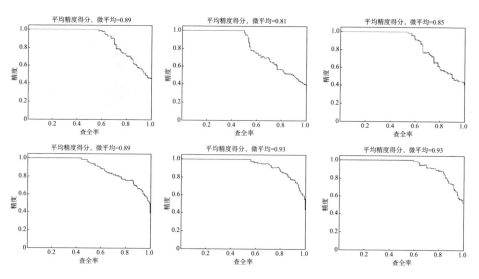

图 7.14   九位受试者的 TS-EFCNN-DS 模型的四类平均 PR 曲线分析图

7.4   本章小结

本章提出了一种将特征方法与深度学习相结合的方法实现多特征混合融合,对脑电信号进行运动想象解码。首先,将多位受试者预处理后的脑电信号进行特征提取,使用三种特征方法提取了时域、频域、空域和连通性特征得到三类特征矩阵,并选取其中的两类特征矩阵输入设计的 EFCNN 网络中,得到高维混合特征,然后使用设计的 TS-EFCNN-DS 网络对高维混合特征和第三类特征矩阵的高维特征实现 DS 决策级融合。本章设计的网络不仅利用了特征方法对脑电信号进行特征抽取与表达,也利用了卷积神经网络强大的特征学习能力对输入表征进行学习与融合,实现了对运动想象脑电信号的解码。

实验结果表明,TS-EFCNN-DS 网络对多类特征进行混合得到的混合特征的运动想象解码的效果,比使用单特征进行解码的效果更优越。TS-EFCNN-DS 网络可以充分利用脑电信号的混杂的多种特征,抽象出对脑电信号解码有利的高维特征,该高维特征中蕴含了脑电信号最重要的几类特征,避免单特征对脑电信号的表达不充分、不完整的问题,与传统的机器学习与其他深度学习框架相比,设计的 TS-EFCNN-DS 网络可以帮助更好地解读脑电信息。最后通过对 TS-EFCNN-DS 网络的可视化分析直观地展现了融合特征解码运动想象脑电信号的优越性,证明了设计的 TS-EFCNN-DS 网络对脑电信号运动想象解码是有价值的。

综上所述,TS-EFCNN-DS 网络模型在脑电信号运动想象解码应用中提供了新颖的特征融合思路。未来可以在更多特征方法下扩充本算法的特征表达,同时可以将本算法应用在其他的脑电分类研究中来验证本算法的鲁棒性。

第8章 基于时空融合域适应的 EEG 特征迁移算法

8.1 引言

在脑机接口系统中,脑电信号的非平稳性导致同一受试者在不同时间段的脑电信号数据分布不同,同时不同受试者之间的脑电信号数据分布也有较大差异。在上一章中对单被试的脑电运动想象解码中取得较好的效果,设计的模型需要大量的样本进行训练,才能取得理想效果。但是在实际生活中,并不能拿到所有受试者的所有脑电数据。当受试者仅含有少量训练样本,甚至没有训练样本的情况下,可以通过迁移学习技术利用其他受试者的脑电数据或者是受试者曾经的脑电数据来帮助当前受试者建立准确可靠的分类器实现运动想象解码。

为了解决跨被试和跨时间的脑电运动想象识别解码的问题,本文提出基于时空融合条件自适应迁移网络(SCDAN+E)网络。它从脑电信号的多特征提取角度出发,设计了一种融合时空特征的紧凑卷积网络(STENet),可以帮助提取出脑电信号中的时间尺度和空间尺度信息,提高特征提取效果,来帮助 SCDAN+E 网络获得域不变特征。同时,SCDAN+E 网络使用条件域对抗性网络(CDAN)的迁移策略,因为在多分类问题中,分类结果中也包含了多模态信息,CDAN 网络的迁移策略对分类结果和提取的特征进行处理,利用特征和分类结果中的多模态信息,帮助实现多分类的运动想象解码。

8.2　时空融合域适应特征迁移模型

8.2.1　模型总体结构

本文设计的 SCDAN+E 网络结构如图 8.1 所示,其由两个部分组成:模块一是特征提取模块,特征提取模块输出的特征信息将直接影响迁移的效果,源域数据经过特征提取网络得到特征后进行分类,并计算交叉熵分类损失。SCDAN+E 网络的迁移策略中需要使用提取的特征表示来实现跨域迁移,因此特征提取网络中提取的特征很重要。同时,在进行脑电运动想象解码时,需要考虑脑电信号丰富的时频域特征,希望得到的特征表示中尽可能表达出脑电信号中的重要时频特征。根据以上问题设计了 STENet 网络作为提取器,它以 EEGNet 中的特征学习架构为灵感,融合了脑电时间尺度和空间尺度信息,帮助特征提取网络更好地提取特征,有助于后续迁移网络学习域不变特征。

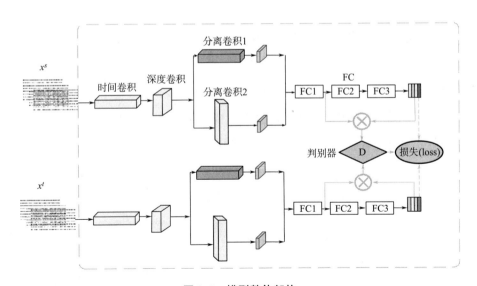

图 8.1　模型整体架构

模块二是 SCDAN+E 网络的对抗策略,在多分类的运动想象解码中,特征提取网络的多分类结果与特征之间存在复杂的映射关系,但是在常用的迁移学习策略中忽略了预测的标签信息,为了解决这个问题,本模型中使用 CDAN 的多线性对齐策略和优化策略对脑电数据进行迁移学习,帮助提升多分类问题的迁移效果。SCDAN+E 网络以预测结果标签为条件,将模块一设计的特征提取网络 STENet 作为生成器提取源域和目标域的特征,对标签和特征进行多线性映射计算,将结果输入判别器,鉴别样本属于源域还是目标域。使用 CDAN 网络的对抗策略进行领域自适应,可以探索域判别器中特征和类之间的依赖性,帮助捕获脑电数据分布背后的复杂的多模态结构,同时加入熵标准来量化分类器预测的不确定性,帮助增强迁移效果。

8.2.2 特征提取网络 STENet 设计

本节中设计的时空混合紧凑卷积神经网络 STENet 中封装了空间滤波、时间滤波和滤波器组构建等脑电特征提取方法,可以充分融合特征的时间映射和空间映射。

图 8.2 为设计的 STENet 网络结构,图中线表示输入和输出之间的卷积核连接性(特征图),它由时间卷积、深度卷积、可分离卷积、融合层、全连接层组成。其中可分离卷积将一个完整的卷积运算分解为深度卷积和点卷积。深度卷积是一种逐通道的卷积操作,如图 8.3 所示,深度卷积在二维平面内进行,它的卷积核数量与上层通道数相同,输出的特征图的通道数也不会发生改变,深度卷积的主要优点是减少了可训练参数的拟合数量,因为这些卷积并没有完全连接到所有以前的特征映射。每一个通道用一个滤波器卷积之后得到对应一个通道的输出,然后进行信息的融合。点卷积是一种逐点的卷积操作,STENet 中的点卷积核固定为 1×1,假设点卷积层输出通道数为 Y,其上一层的通道数为 h,则它的卷积尺寸为 $1 \times 1 \times H \times Y$,如图 8.3 所示,其对上一层的特征图在深度方向进行加权组合。

该网络从图中的时间卷积开始学习时间滤波器,然后使用深度卷积分别连

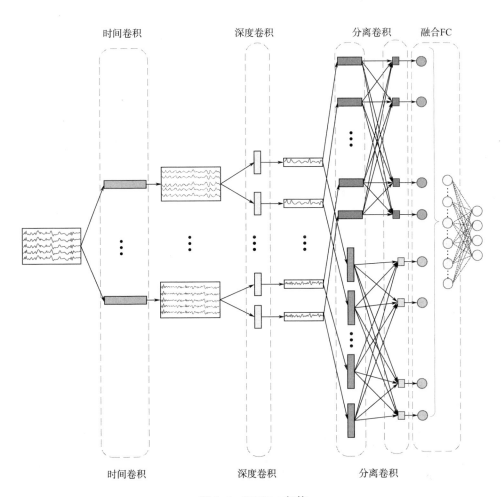

图 8.2　STENet 架构

接到每个特征图,学习特定频率的空间滤波器。再使用可分离卷积中的深度卷积学习时间特征映射和空间特征映射,点卷积对上一个部分的空间特征映射特征图和时间特征映射特征图分别进行最优混合,得到的时间总结特征图 T 和空间总结特征图 S。通过使用可分离卷积减少了特征映射的参数个数,同时通过先学习一个单独"综合"每个特征图的核,然后优化合并输出,显式地解耦特征图内和特征图间的关系,将 T 和 S 进行混合得到混合特征图 M,最后将 M 输入全连接层进行分类。

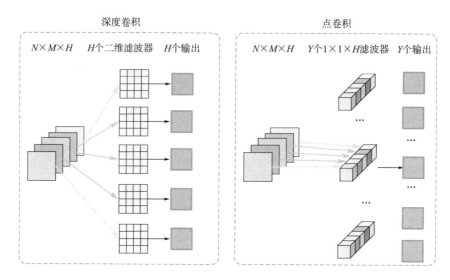

图 8.3　深度卷积与点卷积原理

$$M = \text{Concat}(S, T) \tag{8.1}$$

STENet 网络作为整个模型的特征提取网络,它对 EEGNet 进行改进,这是因为 EEGNet 可以产生神经生理学上可以解释的特征,对于脑电识别任务具有针对性。STENet 在 EEGNet 的基础上对时间映射特征和空间映射特征进行了融合,这是因为从脑电信号本身特质出发,脑电信号中蕴含着多模态信息,将提取的时间映射特征和空间映射特征结合有助于更好地学习脑电信号的特征表达,增强特征提取网络的效果。

8.2.3　SCDAN+E 网络的对抗策略

领域自适应是把分布不同的源域和目标域的数据,映射到一个特征空间中,在空间中找一个度量准则,使得源域和目标域数据的特征分布尽量接近,这样基于源域数据特征训练的判别器,就可以用到目标域数据上。对抗性领域自适应集成了对抗学习和领域自适应,域鉴别器通过最小化区别源域和目标域的分类误差进行学习。但是脑电数据中包含复杂的多模态结构,对抗性领域自适应方法可能无法捕获这种多模态结构,在没有模式失配的情况下进行有区别的分布对齐。同时由于跨受试者的脑电信号差异性较大,无法满足对抗性学习的平衡性要求。CDAN 网络设计的多线性映射策略可以通过多线性调节解决无法对齐多模态问题,同时因为它将预测标签和特征联系起来,在多分类问题上能够实现更好的迁移效果。因此,为了实现多类脑电运动想象解码,本章中的 SCDAN+E 网络使用 CDAN 网络的对抗策略,帮助脑电运动想象数据实现迁移学习,在 SCDAN+E 网络中进行对抗训练的结构如图 8.4 所示。

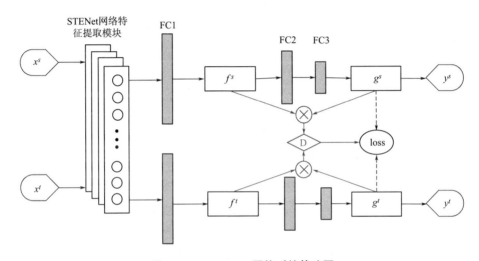

图 8.4　SCDAN+E 网络对抗策略图

在本章的 SCDAN+E 网络中,源域 D_s 中有 n_s 个带四类运动想象标签的样例,目标域 D_t 中有 n_t 个不带四类运动想象标签的样例,它们的形式如下:

$$D_s = \left\{ \left(x_i^s, y_i^s \right) \right\}_{i=1}^{n_s} \tag{8.2}$$

$$D_t = \{x_j^t\}_{i=1}^{n_t} \tag{8.3}$$

联合分布为 $P(x^s, y^s)$ 和 $Q(x^t, y^t)$,从中分别抽取源域和目标域,使用条件域对抗性网络,实现 $x \mapsto y$。对脑电运动想象数据实现迁移学习,需要训练域判别器 D,同时训练网络 STENet 提取其跨域不变信息来混淆 D,最后可以得到一个可以区分 D_s 和 D_t 的判别器。

特征提取网络 STENet 的特征表示 f 和标签 g 定义为:

$$f = F(x) \tag{8.4}$$

$$g = G(x) \tag{8.5}$$

本章中将 f 设置为 STENet 网络的最后的特征层输出,将 g 设置为经过 Softmax 计算的全连接层输出。为了充分利用脑电信号中的多模态信息,使用 CDAN 网络的多线性映射策略,对标签 g 和特征 f 进行多线性映射计算,将结果作为判别器 D 的输入:

$$T_\otimes(f,g) = f \otimes g \tag{8.6}$$

其中, $T_\otimes$ 是一个多线性映射; $T_\otimes$ 为标签 g 和特征 f 向量的外积。同时,为了解决多线性映射尺寸爆炸的缺点,通过随机方法解决维度爆炸问题,定义:

$$T_\odot(f,g) = \frac{1}{\sqrt{d}}(R_f f) \odot (R_g g) \tag{8.7}$$

其中, $\odot$ 是逐元素乘积; R_f 和 R_g 是仅采样一次并在训练中固定的随机矩阵,并且每个元素 R_{ij} 遵循对称分布。本章中计算分两种情况,当 f 和 g 的维度相乘大于 4096 时,将选择随机化的多线性映射 $T_\odot$,其余情况使用 $T_\otimes$。

$$T(h) = \begin{cases} T_\otimes(f,g), & d_f \times d_g \leqslant 4096 \\ T_\odot(f,g), & 其他 \end{cases} \tag{8.8}$$

对 f 和 g 进行多线性映射处理后,使得能发掘并利用 g 里面的多模式信息,帮助更好地进行数据迁移。

SCDAN 网络使用的目标优化函数为:

$$\min_G \mathbb{E}_{(x_i^s, y_i^s) \sim D_s} L_3(G(x_i^s), y_i^s) + \lambda(\mathbb{E}_{x_i^s \sim D_s} \log[D(T(h_i^s))] + \mathbb{E}_{x_j^t \sim D_t} \log[1 - D(T(h_j^t))]),$$
$$\tag{8.9}$$

$$\max_D \mathbb{E}_{x_i^s \sim D_s} \log[D(T(h_i^s))] + \mathbb{E}_{x_j^t \sim D_t} \log[1 - D(T(h_j^t))] \tag{8.10}$$

其中, $\mathbb{E}(\cdot, \cdot)_{\sim D_s}$ 为期望; $L_3(\cdot, \cdot)$ 为交叉熵损失; λ 为两个目标之间的超参数,用于权衡源风险和领域对手。为了实现安全转移,需要对分类器预测的不确定性进行量化,这里可以通过熵标准 $H(g)$ 进行量化:

$$H(g) = -\sum_{c=1}^{C} g_c \log g_c \tag{8.11}$$

其中，$C=4$，代表四类运动想象；g_c 为每一类运动想象的概率，加入熵标准进行约束后的 SCDAN+E 网络生成器和判别器的目标优化函数分别为：

$$\min_G \mathbb{E}_{(x_i^s,y_i^s)\sim D_s} L_3\big(G(x_i^s),y_i^s\big) + \lambda\big(\mathbb{E}_{x_i^s\sim D_s} w(H(g_i^s))\log[D(T(h_i^s))] +$$
$$\mathbb{E}_{x_j^t\sim D_t} w(H(g_j^t))\log[1-D(T(h_j^t))]\big), \tag{8.12}$$

$$\max_D \mathbb{E}_{x_i^s\sim D_s} w(H(g_i^s))\log[D(T(h_i^s))] + \mathbb{E}_{x_j^t\sim D_t} w(H(g_j^t))\log[1-D(T(h_j^t))]$$
$$\tag{8.13}$$

根据目标优化函数可知，对生成网络 STENet 来说，希望生成网络训练源域数据得到的联合分布 $T(h_i^s)$ 输入判别器 D 中时，$D(T(h_i^s))$ 越小越好；训练目标域数据得到的联合分布 $T(h_j^t)$ 输入判别器 D 中时，$D(T(h_j^t))$ 越大越好，这是因为生成网络希望混淆域判别器，让判别器将假数据当作真数据，真数据当作假数据，从而得到域不变特征。对判别器来说；生成器训练目标域数据得到的联合分布 $T(h_j^t)$ 输入判别器时，希望判别器 D 认为它是一个假数据，所以让 $D(T(h_j^t))$ 给出低分；生成器训练源域数据得到的联合分布 $T(h_i^s)$ 输入判别器时，希望判别器 D 认为它是一个真数据，所以让 $D(T(h_i^s))$ 给出高分。

SCDAN+E 网络训练过程中，根据目标优化函数的定义，将整个网络的损失分为以下三个部分。

（1）分类损失 L_3。通过交叉熵损失 L_3 训练源域的特征提取网络 STENet，衡量模型预测与真实类别的差异。

（2）判别器损失 L_2。

$$\max_D \mathbb{E}_{x_i^s\sim D_s} H(g)w(H(g_i^s))\log[D(T(h_i^s))] + \mathbb{E}_{x_j^t\sim D_t} w(H(g_j^t))\log[1-D(T(h_j^t))]$$
$$\tag{8.14}$$

使用 L_2 对判别器进行训练，减小判别误差，提高判别器的判别能力。

（3）域对抗损失 L_1。

$$\min_G \mathbb{E}_{x_i^s\sim D_s} w(H(g_i^s))\log[D(T(h_i^s))] + \mathbb{E}_{x_j^t\sim D_t} w(H(g_j^t))\log[1-D(T(h_j^t))]$$
$$\tag{8.15}$$

SCDAN+E 网络训练过程中,使用 $L_1 + L_3$ 对特征提取网络进行训练,使用 L_2 对域判别器进行训练,特征提取网络和域判别器不停地进行交替训练,相互对抗,最终得到了域不变特征,实现了跨受试者和跨时间段的迁移学习。

8.2.4 SCDAN+E 网络参数的选取及训练

在本章中,使用设计的网络 STENet 作为 SCDAN+E 网络中的特征提取网络,使用 CDAN 网络的多线性对齐策略和优化策略作为 SCDAN+E 网络的对抗学习策略,并加入熵原理约束分类器的预测结果,帮助提高迁移效果。

SCDAN+E 网络的训练过程为:迭代次数设为 2000,从源域数据中选样本数为 16 的样本和对应的标签,从目标域中取样本数为 16 的样本。将源域样本和标签及目标域的样本放入 STENet 网络进行训练,得到特征和预测类别。将特征和预测类别进行多线性映射计算得到的结果输入判别器,根据判别器损失 L_2 更新判别器的参数,再计算域对抗损失 L_1 与分类损失 L_3 的和对 STENet 网络参数进行更新。通过反复对抗学习,最终得到优化的网络参数。

SCDAN+E 网络中特征提取网络 STENet 网络由以下模块构成:时序卷积模块、空间卷积模块、可分离卷积模块、融合模块、分类模块组成,网络参数见表 8.1。其中融合模块将可分离卷积模块 1 中得到的时间总结特征图和空间总结特征图融合在一起,再送入全连接层进行分类。

表 8.1 STENet 网络结构参数

模块名称	输出大小	模块结构	参数
时序卷积模块	22 × 1000 @ 16	Conv2d	1 × 125 ,8
		BatchNorm	—
空间卷积模块	18 × 125 @ 16	DepthwiseConv2d	5 × 1 ,16
		BatchNorm+ELU	—
		AveragePool2D	1 × 8
可分离卷积模块 1	18 × 7 @ 16	DepthwiseConv2d	1 × 33 ,16,SamePadding
		Conv2d	1 × 1 ,16
		BatchNorm+ELU	—
		AveragePool2D	1 × 16

续表

模块名称	输出大小	模块结构	参数
可分离卷积模块 2	$18 \times 7 @ 16$	DepthwiseConv2d	5×1,16,SamePadding
		Conv2d	1×1,16
		BatchNorm+ELU	—
		AveragePool2D	1×16
融合模块	4032 @ 16	—	—
全连接层	$1 \times 1 @ 16$	—	$[4032;64;4]$

在 SCDAN+E 网络中,设置学习率为 0.0001,调度器选择 ReduceLROnPlateau 函数,优化器选择 Adam 优化器,因为它不仅能适应稀疏梯度,还能缓解梯度震荡问题。实验在 Matlab 2017b 环境下进行跨受试者源域数据的集合处理,实验环境为 AMD Ryzen 7 5800H 的 16GB RAM CPU。对 SCDAN+E 网络采用 PyTorch 深度学习框架实现。

8.3　实验结果与可视化分析

8.3.1　实验数据描述及实验范式设计

本章实验使用的数据集为 BCI 第四次竞赛的 2a,是常用于脑电信号运动想象意图识别领域的开源数据集。该数据集由九位健康受试者提供的脑电数据组成。受试者根据屏幕提示执行四种不同的运动想象任务,即想象左手(第一类)、右手(第二类)、脚部(第三类)和舌部(第四类)的运动。在信号采集实验中,分别采集每位受试者的训练与测试数据集,每组数据集分 6 次进行实验,每次实验间隔都伴有短暂的休息。每次实验包含 48 次运动想象任务,其中每种类别的运动想象任务各执行 12 次。第一组时间段的数据称为会话 1 数据,第二组时间段的数据称为会话 2 数据,两组时间阶段记录的数据集都包含 288 次运动想象任务。本实验设计了以下两种实验范式。

(1)跨受试者实验。对于每个受试者,把除自己以外的全部八位受试者的会话 1 和会话 2 的全部数据作为源域数据集。目标域数据为该受试者的会话 2 数据。跨时段实验探索 SCDAN+E 网络下的跨被试迁移学习效果。

（2）跨时段实验。对于每个受试者，将自己的会话 1 数据作为源域数据，会话 2 数据作为目标域数据。跨受试者实验探索 SCDAN+E 网络下的同一个被试的跨时间域的迁移学习效果。

8.3.2　实验结果分析

SCDAN+E 模型以在九位目标受试者的跨时段实验和跨受试者实验中得到的分类准确率作为最终的评估指标。为了验证 SCDAN+E 网络进行迁移学习的有效性和合理性，本实验还设计了四组对照组。

表中第一行（CNN+CDAN+E）使用普通卷积网络 CNN 作为特征提取器，使用 CDAN+E 网络的迁移策略进行迁移学习，探索本章设计的特征提取网络 STE-Net 对脑电信号的特征提取能力；表中第二行（ResNet+CDAN+E）使用 ResNet 网络作为特征提取器，使用 CDAN+E 网络的迁移策略进行迁移学习，探索设计的特征提取网络 STENet 的优越性；表中第三行（STENet+DANN）为使用 STENet 作为特征提取器，使用 DANN 网络的迁移策略进行迁移学习，探索当使用不同迁移策略时对迁移效果的影响；表中第四行（SCDAN）为使用 STENet 作为特征提取网络，使用 CDAN 网络的迁移策略进行迁移学习，探索使用熵调整时对迁移效果的影响。表 8.2 展示了使用该模型和对照组模型对九位受试者进行跨时段实验和跨受试者实验时，得到的目标域数据的分类准确率。

表 8.2　九位受试者的跨受试者实验准确率

网络模型	A1	A2	A3	A4	A5	A6	A7	A8	A9	平均值
CNN+CDAN+E	0.58	0.32	0.68	0.45	0.33	0.31	0.35	0.59	0.59	0.47
ResNet+CDAN+E	0.44	**0.34**	0.48	0.39	0.33	0.32	**0.42**	0.39	0.58	0.41
STENet+DANN	0.59	0.28	0.62	0.42	0.29	0.32	0.34	0.53	**0.60**	0.44
SCDAN	0.61	0.32	0.69	0.44	0.32	0.35	0.34	0.57	0.59	0.47
SCDAN+E	**0.64**	0.29	**0.71**	**0.47**	**0.35**	**0.37**	0.38	**0.65**	**0.60**	**0.50**
平均值	0.57	0.31	0.64	0.43	0.32	0.33	0.37	0.55	0.59	—

从表 8.2 和表 8.3 中可以看出,在九位受试者的跨受试者和跨时段实验中,对于大多数受试者,使用 SCDAN+E 网络的分类准确率高于其他的网络模型。对使用 SCDAN+E 算法和使用其他对比网络时的分类精度进行比较,在跨受试者实验范式下九位受试者的平均准确率分别提升 3%、9%、6% 和 3%,在跨时段实验范式下九位受试者的平均准确率分别提升 14%、23%、1% 和 4%。CDAN+E 的迁移学习策略比 DANN 迁移学习策略更好,这可能是因为 CDAN+E 迁移策略中,将预测标签和特征进行多线性映射计算,能捕获 DANN 迁移学习策略中没有的多模态信息。同时,与使用的 STENet 网络作为特征提取器时与使用 CNN 网络和 ResNet 网络作为特征提取器相比,对大多数受试者来说使用 STENet 网络时提升了分类效果,说明 STENet 网络提取域不变特征的能力更强,这是因为 STENet 网络针对脑电信号的时空特性进行设计,能够同时提取脑电信号的空间尺度信息和时间尺度信息。最后,本章中探究了熵调节对分类效果的影响,SCDAN +E 迁移策略得到的分类效果在大多数受试者上比 SCDAN 更好,这是因为当条件域判别器强制使得不同的样本有相同的重要性时,加入熵调整可以改善不确定预测的难迁移样本的不良影响。经过以上的对比实验,说明了 SCDAN +E 迁移学习算法能够有效提高跨受试者实验和跨时段实验中目标受试者脑电信号运动想象的分类准确率。

表 8.3　九位受试者的跨时段实验准确率

网络模型	A1	A2	A3	A4	A5	A6	A7	A8	A9	平均值
CNN+CDAN+E	0.61	0.28	0.73	0.45	0.33	0.41	0.62	0.70	0.74	0.61
ResNet+CDAN+E	0.52	0.42	0.50	0.35	0.29	0.32	0.40	0.49	0.56	0.52
STENet+DANN	0.74	0.32	0.74	**0.54**	0.32	0.47	0.66	**0.75**	0.74	0.74
SCDAN	0.71	0.36	0.75	0.48	0.32	0.43	0.63	0.70	0.67	0.71
SCDAN+E	**0.75**	**0.44**	**0.78**	0.50	**0.36**	**0.49**	**0.68**	0.71	**0.75**	**0.75**
平均值	0.61	0.28	0.73	0.45	0.33	0.41	0.62	0.7	0.74	—

8.3.3　可视化分析

在上一节中,将 SCDAN+E 迁移学习算法与其他方法的分类效果进行对比。

经过对比可知,本章提出的 SCDAN+E 迁移学习算法在大多数受试者提供的数据集上优于其他对比方法。为了进一步展现 SCDAN+E 迁移学习算法的迁移效果,本小节使用三种方法对迁移学习后的特征进行比较分析,分别为 T-SNE 可视化算法、混沌矩阵与 ROC 曲线的可视化方法。

8.3.3.1 T-SNE 可视化分析

T-SNE 是一种高维数据可视化算法,通过概率分布将特征从高维空间映射到低维空间。使用 t-SNE 对受试者 A2 和 A5 的两种实验范式下的源域数据和目标域分布进行可视化,如图 8.5 所示,源域数据和目标域数据之间的分布完全不均匀,可以直观地看到将源域知识迁移到目标域的难度很高。

图 8.5 彩图

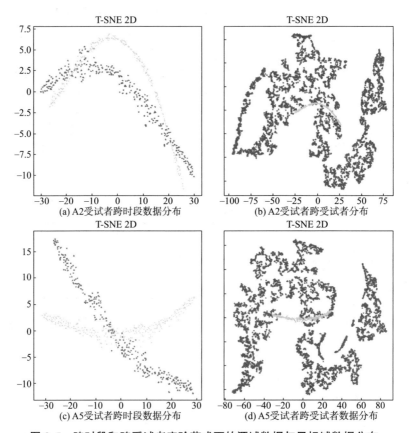

图 8.5 跨时段和跨受试者实验范式下的源域数据与目标域数据分布

同时使用 t-SNE 对九位受试者跨时段和跨受试者实验范式下的分类效果进行可视化,如图 8.6 和图 8.7 所示。

从九位受试者跨受试者实验范式下的分类效果 t-SNE 图可知,受试者 A2、A5、A6 和 A7 的四种类别的运动想象数据之间界限较为不明显,这代表对这四位受试者进行跨受试者迁移学习的效果较差,其他受试者的信息不能很好地应用在这四位受试者上。而对受试者 A1、A3、A4、A8 和 A9,虽然在 t-SNE 图的中间区

图 8.6 彩图

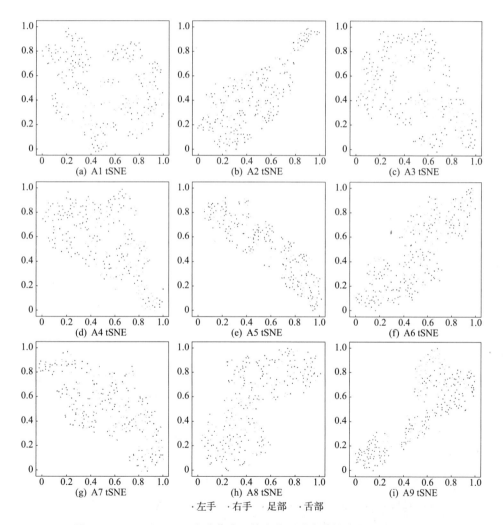

图 8.6　Cross-Subject 实验范式下的九位受试者的分类效果 t-SNE 图

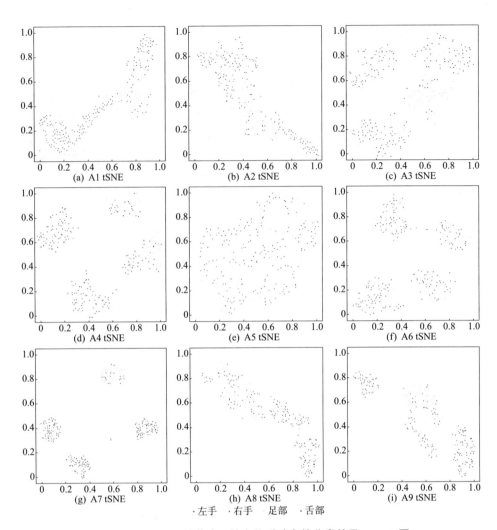

图 8.7 跨时段实验范式下的九位受试者的分类效果 t-SNE 图

·左手 ·右手 足部 舌部

域出现了类别混叠的现象,但还是能够观察到特征簇的边界分布,这代表在源域上提取的不变特征帮助目标域实现了较为理想的跨受试者迁移效果。从九位受试者跨时段实验范式下的分类效果t-SNE 图可知,受试者 A2、A4、A5 和 A6 的四种类别的运动想象数

图 8.7 彩图

据之间界限不清晰,这四位受试者的跨时间段的迁移效果较差,其他时间段的信息不能很好地应用在当前时间的实验上。而受试者 A1、A3、A7、A8 和 A9 的四类特征簇的界限明显,其他时间段的信息帮助当前时段的受试者实现了较好的运动

想象解码效果。从整体来看,跨时段迁移学习的效果好于跨受试者的迁移效果,这可能是因为不同受试者之间差异性较大,较难捕获到相同的特征信息。

8.3.3.2 混沌矩阵分析

混沌矩阵是精度评价表示的一种标准格式,采用特定矩阵呈现算法性能的可视化效果,常用于分析各类图像与数据的分类精度。本小节利用混沌矩阵分析使用 SCDAN+E 算法时受试者在跨受试者和跨时段实验范式下进行迁移学习时的分类效果,如图 8.8 和图 8.9 所示。

图 8.8 彩图

图 8.8 九位受试者的跨受试者实验范式的混沌矩阵分析图

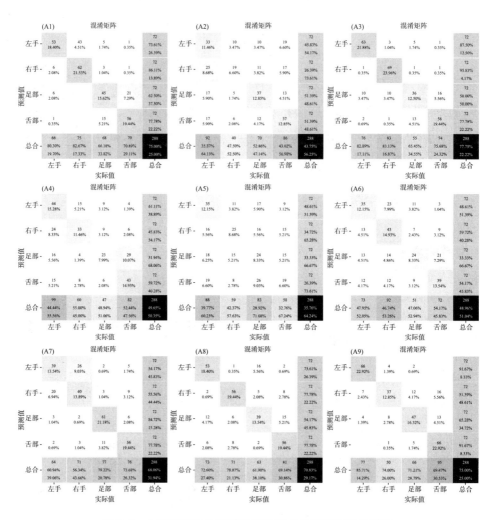

图 8.9　九位受试者的跨时段实验范式的混沌矩阵分析图

对九位受试者的跨受试者和跨时段实验范式下的运动想象解码结果绘制混沌矩阵分析图,可以精确地对每一类运动想象的分类结果进行分析。从整体来看,对于大部分受试者,跨时段实验范式下的每一个类别的样本精度和召回率都高于跨受试者实验范式的精度和召回率。同时,对大部分受试者来说,本章中设计的迁移网络对左手和右手的运动想象的识别效果相对舌部和足部的识别效

图 8.9 彩图

果更好,在左手、右手这两个类别上没有出现极端的精度值,模型对左手、右手的运动想象解码效果较为稳定。

8.3.3.3　ROC 曲线分析

本小节对受试者在两种实验范式下使用 SCDAN+E 网络进行脑电解码的结果进行 ROC 曲线分析,两种实验范式下的 ROC 曲线如图 8.10 和图 8.11 所示。

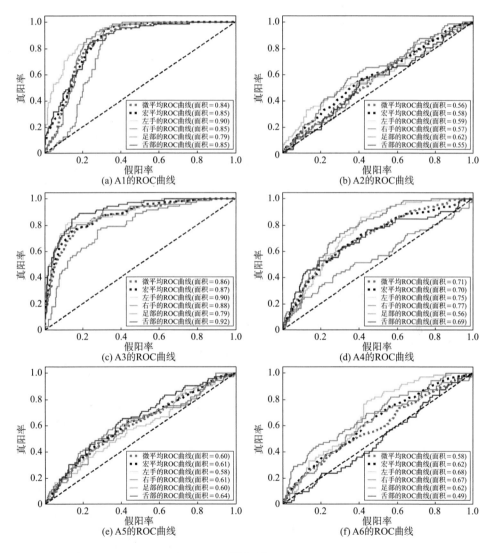

图 8.10

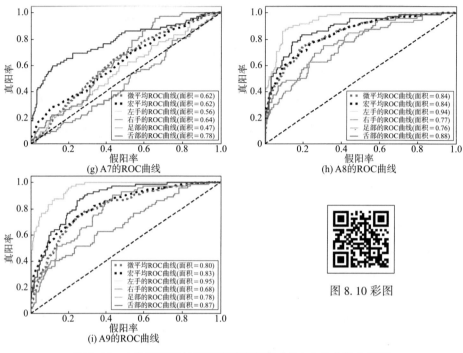

图 8.10 彩图

图 8.10 九位受试者的跨受试者实验范式的 ROC 曲线分析图

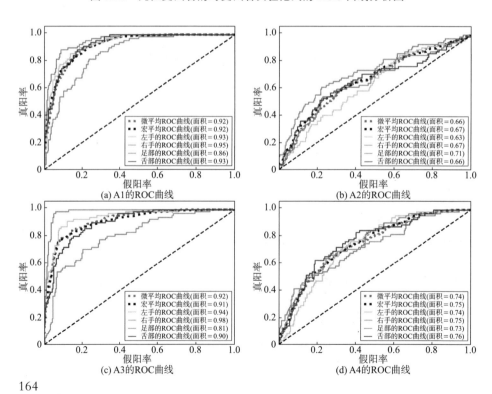

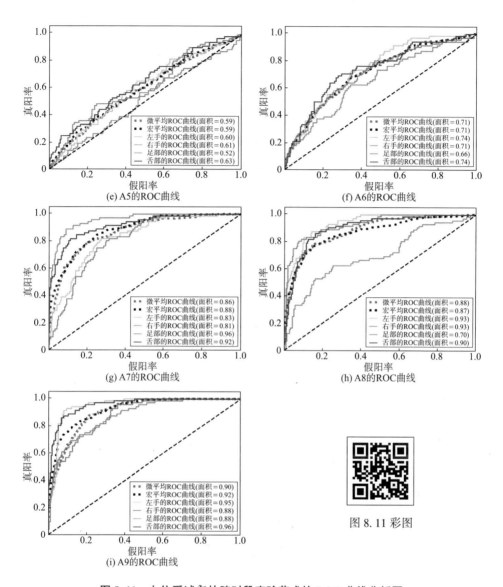

图 8.11　九位受试者的跨时段实验范式的 **ROC** 曲线分析图

　　在实际应用中,对每个类别的 ROC 曲线进行分析时,根据需要选取 ROC 曲线的阈值,如果需要识别出所有的真阳性时,选取曲线上纵轴上值最大时横轴值最小的点作为最佳阈值。如果不能容忍假阳性的存在,就选取曲线上横轴值最小时纵轴上值最大的点作为最佳阈值。此时就能根据实际情况帮助不同的运动想象类别获得理想的解码效果,为实际应用中的运动想象解码提供了重要参考。

同时九位受试者在两种实验范式下的总体解码效果和每个类别的识别效果都可以通过 ROC 曲线的面积大小直观展现。在跨受试者实验范式的 ROC 曲线分析图中,受试者 A1、A3、A4、A8、A9 的平均和每个类别的 ROC 曲线的面积较大,这几位受试者在跨受试者实验中的解码效果较好。跨时段实验范式下图中受试者 A1、A3、A4、A7、A8、A9 的平均和每个类别的 ROC 曲线的面积较大,这几位受试者在跨时段实验中的解码效果较好,ROC 曲线直观地展示了本章得到的分类效果。

8.4　本章小结

本章提出了 SCDAN+E 算法,并对跨受试者与跨时间段的运动想象脑电数据进行了解码。本章首先根据脑电数据的时频特征设计了一种紧凑型卷积网络 STENet,设计的网络中封装脑电特征提取的概念,可以充分融合脑电数据特征的时间映射和空间映射。同时 SCDAN+E 网络选择 CDAN 网络的对抗策略对网络进行对抗训练,帮助脑电运动想象数据实现迁移学习,CDAN 网络的多线性映射策略可以利用脑电信号中的多模态信息,使用特征提取网络的分类结果的判别信息来辅助对抗域适应,更适用于多分类问题,并在 SCDAN+E 网络中加入熵标准量化分类器的预测结果,提升网络的迁移能力。

实验结果表明,在九位受试者的跨时段和跨受试者实验范式中,本章提出的 SCDAN+E 方法在大多数受试者上取得了较好效果,说明了本章根据脑电信号的特点设计的深度迁移网络对脑电运动想象解码有针对性,可以将 SCDAN+E 网络扩展到其他的脑电解码信息或不同类型的脑电信号上。

参考文献

［1］国家统计局. 第七次全国人口普查公报［R］. 2021.

［2］孙海欣, 王文志. 中国脑卒中患病率、发病率和死亡率调查结果发表［J］. 中华神经科杂志, 2017, 50(5):337.

［3］祝启惠. 基于脑电信号的下肢康复机器人结构设计与控制［D］. 南京: 南京航空航天大学, 2020.

［4］REN Y P, WU Y N, YANG C Y, et al. Developing a wearable ankle rehabilitation robotic device for in-bed acute stroke rehabilitation［J］. IEEE Transactions on Neural Systems and Rehabilitation Engineering, 2016, 25(6):589-596.

［5］BABAIASL M, MAHDIOUN S H, JARYANI P, et al. A review of technological and clinical aspects of robot-aided rehabilitation of upper-extremity after stroke［J］. Disability and Rehabilitation Assistive Technology, 2016, 11(4):263-280.

［6］KAHN L E, ZYGMAN M L, RYMER W Z, et al. Robot-assisted reaching exercise promotes arm movement recovery in chronic hemiparetic stroke: A randomized controlled pilot study［J］. Journal of NeuroEngineering and Rehabilitation, 2006, 3(1):12.

［7］张济川, 金德闻. 我国康复医学工程事业发展面临的机遇和挑战［J］. 中国康复医学杂志, 2005, 20(4):288-289.

［8］GUI K, LIU H H, ZHANG D G. Toward multimodal human-robot interaction to enhance active participation of users in gait rehabilitation［J］. IEEE Transactions on Neural Systems and Rehabilitation Engineering, 2017, 25(11):2054-2066.

［9］TANG Z, SUN S, ZHANG K. Research on the control method of an upper-limb rehabilitation exoskeleton based on classification of motor imagery EEG[J]. Journal of Mechanical Engineering,2017,53(10):60-69.

[10]SHARMA N,POMEROY V M,BARON J C. Motor imagery:A backdoor to the motor system after stroke? [J]. Stroke,2006,37(7):1941-1952.

[11]BRAUN S M,BEURSKENS A J,BORM P J,et al. The effects of mental practice in stroke rehabilitation:A systematic review[J]. Archives of Physical Medicine and Rehabilitation,2006,87(6):842-852.

[12]STEGMAN P,CRAWFORD C S,ANDUJAR M,et al. Brain-computer interface software:A review and discussion[J]. IEEE Transactions on Human-Machine Systems,2020,50(2):101-115.

[13]YADAV D,YADAV S,VEER K. A comprehensive assessment of Brain Computer Interfaces:Recent trends and challenges [J]. Journal of Neuroscience Methods,2020,346:108918.

[14]PADFIELD N,ZABALZA J,ZHAO H,et al. EEG-based brain-computer interfaces using motor-imagery:Techniques and challenges[J]. Sensors,2019,19(6):1423.

[15]BRUSINI L,STIVAL F,SETTI F,et al. A systematic review on motor-imagery brain-connectivity-based computer interfaces[J]. IEEE Transactions on Human-Machine Systems,2021,51(6):725-733.

[16]BOUBCHIR L,DAACHI B,PANGRACIOUS V. A review of feature extraction for EEG epileptic seizure detection and classification[C]. 2017 40th International Conference on Telecommunications and Signal Processing. IEEE,2017:456-460.

[17]SINGH A,HUSSAIN A A,LAL S,et al. A comprehensive review on critical issues and possible solutions of motor imagery based electroencephalography brain-computer interface[J]. Sensors,2021,21(6):2173.

[18]JENKE R,PEER A,BUSS M. Feature extraction and selection for emotion recognition from EEG[J]. IEEE Transactions on Affective Computing,2017,5(3):

327-339.

[19]AGGARWAL S,CHUGH N. Signal processing techniques for motor image-ry brain computer interface:A review[J]. Array,2019,1/2(2019):100003.

[20]GEORGE O,SMITH R,MADIRAJU P,et al. Motor imagery:A review of existing techniques,challenges and potentials[C]. 2021 IEEE 45th Annual Comput-ers,Software,and Applications Conference(COMPSAC),2021:1893-1899.

[21]李丽君. 基于运动想象的脑电信号特征提取及分类算法研究[D].广州:华南理工大学,2012.

[22]GAZZANIGA M S,IVRY R B,MANGUN G R,et al. Cognitive Neuro-science:The Biology of the Mind[M]. 3rd edition. New York:W. W. Nroton and Company,2009.

[23]RODRIGUEZ-BERMUDEZ G,GARCIA-LAENCINA P J. Automatic and adaptive classification of electroencephalographic signals for brain computer inter-faces[J]. Journal of Medical Systems,2012,36(1):51-63.

[24]VIDAL J J. Toward direct brain-computer communication[J]. Annual Re-view of Biophysics and Bioengineering,1973,2:157-180.

[25]VIDAL J J. Real-time detection of brain events in EEG[J]. Proceedings of the IEEE,1977,65(5):633-641.

[26]OBERMAIER B,NEUPER C,GUGER C,et al. Information transfer rate in a five-classes brain-computer interface[J]. IEEE Transactions on Neural Systems and Rehabilitation Engineering,2001,9(3):283-288.

[27]PFURTSCHELLER G,NEUPER C,MULLER G R,et al. Graz-BCI:State of the art and clinical applications[J]. IEEE Transactions on Neural Systems and Rehabilitation Engineering,2003,11(2):177-180.

[28]PFURTSCHELLER G,NEUPER C,GUGER C,et al. Current trends in Graz Brain-Computer Interface(BCI) research[J]. IEEE Transactionson Rehabilita-tion Engineering,2000,8(2):216-219.

[29]MASON S G,BIRCH G E. A general framework for brain-computer interface design[J]. IEEE Transactions on Neural Systems and Rehabilitation Engineering,2003,11(1):70-85.

[30]ORTNER R,ALLISON B Z,KORISEK G,et al. An SSVEP BCI to control a hand orthosis for persons with tetraplegia[J]. IEEE Transactions on Neural Systems and Rehabilitation Engineering,2011,19(1):1-5.

[31]MILLÁN J R,MOURINO J,HEIKKONEN J,et al. Adaptive brain interfaces[J]. Communications of the ACM,1999,46:74-80.

[32]MILLAN J R,MOURINO J. Asynchronous BCI and local neural classifiers:an overview of the Adaptive Brain Interface project[J]. IEEE Transactions on Neural Systems and Rehabilitation Engineering,2003,11(2):159-161.

[33]MILLÁN J R,MOURIÑO J,FRANZÉ M,et al. A local neural classifier for the recognition of EEG patterns associated to mental tasks[J]. IEEE Transactions on Neural Networks,2002,13(3):678-686.

[34]MULLER-PUTZ G R,OFNER P,SCHWARZ A,et al. Towards non-invasive EEG-based arm/hand-control in users with spinal cord injury[C]. 2017 5th International Winter Conference on Brain-Computer Interface(BCI),2017:63-65.

[35]HOCHBERG L R,SERRUYA M D,FRIEHS G M,et al. Neuronal ensemble control of prosthetic devices by a human with tetraplegia[J]. Nature,2006,442(7099):164-171.

[36]GAO X R,XU D F,CHENG M,et al. A BCI-based environmental controller for the motion-disabled[J]. IEEE Transactions on Neural Systems and Rehabilitation Engineering,2003,11(2):137-140.

[37]CHENG M,GAO X R,GAO S K,et al. Design and implementation of a brain-computer interface with high transfer rates[J]. IEEE Transactions on Biomedical Engineering,2002,49(10):1181-1186.

[38]GUO F,HONG B,GAO X R,et al. A brain-computer interface using mo-

tion-onset visual evoked potential[J]. Journal of Neural Engineering,2008,5(4):477-485.

[39]WANG Y J,HONG B,GAO X R,et al. Implementation of a brain-computer interface based on three states of motor imagery[C]. Proceedings of the 29th Annual International Conference of the IEEE EMBS,2007:5059-5062.

[40]廖玉玺. 植入式脑机接口神经元锋电位的时变特征分析与解码研究[D]. 杭州:浙江大学,2014.

[41]胥凯. 植入式脑机接口中神经元重要性评估及锋电位的高效解码[D]. 杭州:浙江大学,2015.

[42]ZHENG X X,ZHANG S M,LIU J,et al. Brain-machine interfaces researches in rats[C]. Proceedings of the 7th Asian Control Conference,2009:982-987.

[43]ZHANG Q S,ZHANG S M,LIN J Y,et al. Building brain machine interfaces:From rat to monkey[C]. Proceedings of 2011 8th Asian Control Conference(ASCC),2011:886-891.

[44]周鹏. 基于运动想象的脑机接口的研究[D]. 天津:天津大学,2007.

[45]ZHANG R,WANG Q H,LI K,et al. A BCI-based environmental control system for patients with severe spinal cord injuries[J]. IEEE Trans Biomed Eng,2017,64(8):1959-1971.

[46]赵紫宁. 运动想象脑电信号的通道选择方法及其应用研究[D]. 桂林:桂林电子科技大学,2021.

[47]王永宗. 面向情绪识别的脑电特征组合及通道优化选择研究[D]. 兰州:兰州大学,2018.

[48]LIU H,LEI Y. Toward integrating feature selection algorithms for classification and clustering[J]. IEEE Transactions on Knowledge and Data Engineering,2005,17(4):491-502.

[49]LIU Y H,HUANG S,HUANG Y D. Motor imagery EEG classification for patients with amyotrophic lateral sclerosis using fractal dimension and fisher's criteri-

on-based channel selection[J]. Sensors,2017,17(7):1557.

[50]QI F F,WU W,YU Z L,et al. Spatiotemporal-filtering-based channel selection for single-trial EEG classification[J]. IEEE Transactions on Cybernetics, 2021,51(2):558-567.

[51]HE L,HU Y P,LI Y Q,et al. Channel selection by Rayleigh coefficient maximization based genetic algorithm for classifying single-trial motor imagery EEG [J]. Neurocomputing,2013,121:423-433.

[52]ARVANEH M,GUAN C T,ANG K K,et al. Optimizing the channel selection and classification accuracy in EEG-based BCI[J]. IEEE Transactions on Bio-Medical Engineering,2011,58(6):1865-1873.

[53]ALOTAIBY T,EL-SAMIE F E A,ALSHEBEILI S A,et al. A review of channel selection algorithms for EEG signal processing[J]. EURASIP Journal on Advances in Signal Processing,2015,2015(1):66.

[54]YANG J H,SINGH H,HINES E L,et al. Channel selection and classification of electroencephalogram signals:An artificial neural network and genetic algorithm-based approach[J]. Artifical Intelligence in Medicine,2012,55(2):117-126.

[55]WEI Q,WANG Y. Binary multi-objective particle swarm optimization for channel selection in motor imagery based brain-computer interfaces[C]. 2011 4th International Conference on Biomedical Engineering and Informatics,2011:667-670.

[56]KAMRUNNAHAR M,DIAS N S,SCHIFF S J. Optimization of electrode channels in brain computer interfaces[C]. 2009 Annual International Conference of the IEEE Engineering in Medicine and Biology Society,2009:6477-6480.

[57]GUYON I M,ELISSEEFF A. An introduction to variable and feature selection[J]. Journal of Machine Learning Research,2003,3(2003):1157-1182.

[58]LAL T N,SCHRODER M,HINTERBERGER T,et al. Support vector channel selection in BCI[J]. IEEE Transactions on Bio-Medical Engineering,2004,51

(6):1003-1010.

[59]SCHRÖDER M,LAL T N,HINTERBERGER T,et al. Robust EEG channel selection across subjects for brain-computer interfaces[J]. Journal on Applied Signal Processing,2005,19:3103-3112.

[60]张绍荣,朱志斌,冯宝,等. 基于组稀疏贝叶斯逻辑回归运动想象脑电信号分类模型的通道选择与分类新算法[J]. 仪器仪表学报,2019,40(10):179-191.

[61]WANKAR R V,SHAH P,SUTAR R. Feature extraction and selection methods for motor imagery EEG signals:A review[C]. 2017 International Conference on Intelligent Computing and Control(I2C2). IEEE,2017:1-9.

[62]POOJA,PAHUJA S K,VEER K. Recent approaches on classification and feature extraction of EEG signal:A review[J]. Robotica,2022,40(1):77-101.

[63]SAMUEL O W,GENG Y J,LI X X,et al. Towards efficient decoding of multiple classes of motor imagery limb movements based on EEG spectral and time domain descriptors[J]. Journal of Medical Systems,2017,41(12):194.

[64]CHEN S F,LUO Z Z,GAN H T. An entropy fusion method for feature extraction of EEG[J]. Neural Computing and Applications,2018,29(10):857-863.

[65]KEE C Y,PONNAMBALAM S G,LOO C K. Binary and multi-class motor imagery using Renyi entropy for feature extraction[J]. Neural Computing and Applications,2017,28(8):2051-2062.

[66]FILHO CA S,ATTUX R,CASTELLANO G. Can graph metrics be used for EEG-BCIs based on hand motor imagery? [J]. Biomedical Signal Processing and Control,2018,40:359-365.

[67]URIBE L,FILHO C,OLIVEIRA V,et al. A correntropy-based classifier for motor imagery brain-computer interfaces[J]. Biomedical Physics & Engineering Express,2019,5(6):065026.

[68]VAID S,SINGH P,KAUR C. EEG signal analysis for BCI interface:A re-

view[C]. 2015 Fifth International Conference on Advanced Computing & Communication Technologies. IEEE, 2015: 143-147.

[69] LIU A M, CHEN K, LIU Q, et al. Feature selection for motor imagery EEG classification based on firefly algorithm and learning automata[J]. Sensors, 2017, 17 (11): 2576.

[70] HETTIARACHCHI I T, NGUYEN T T, NAHAVANDI S. Multivariate adaptive autoregressive modeling and kalman filtering for motor imagery BCI[C]. 2015 IEEE International Conference on Systems, Man, and Cybernetics, 2015: 3164-3168.

[71] HERMAN P, PRASAD G, MCGINNITY T M, et al. Comparative analysis of spectral approaches to feature extraction for EEG-based motor imagery classification[J]. IEEE Transactions on Neural Systems and Rehabilitation Engineering, 2008, 16(4): 317-326.

[72] SAEIDI M, KARWOWSKI W, FARAHANI F V, et al. Neural decoding of EEG signals with machine learning: A systematic review[J]. Brain Sciences, 2021, 11(11): 1525.

[73] GAO Z K, WANG Z B, MA C, et al. A wavelet time-frequency representation based complex network method for characterizing brain activities underlying motor imagery signals[J]. IEEE Access, 2018, 6: 65796-65802.

[74] ORTIZ M, IÁÑEZ E, CONTRERAS-VIDAL J L, et al. Analysis of the EEG rhythms based on the empirical mode decomposition during motor imagery when using a lower-limb exoskeleton: A case study[J]. Frontiers in Neurorobotics, 2020, 14: 48.

[75] KEVRIC J, SUBASI A. Comparison of signal decomposition methods in classification of EEG signals for motor-imagery BCI system[J]. Biomedical Signal Processing and Control, 2017, 31: 398-406.

[76] LI M G, ZHANG C T, JIA S M, et al. Classification of motor imagery tasks

in source domain[C]. 2018 IEEE International Conference on Mechatronics and Automation(ICMA). IEEE,2018:83-88.

[77]YU X Y,CHUM P,SIM K B. Analysis the effect of PCA for feature reduction in non-stationary EEG based motor imagery of BCI system[J]. Optik,2014,125(3):1498-1502.

[78]QURESHI M N I,CHO D,Lee B. EEG Classification for Motor Imagery BCI Using Phase-only features extracted by independent component analysis[C]. 2017 39th Annual International Conference of the IEEE Engineering in Medicine and Biology Society(EMBC),2017:2097-2100.

[79] MUÈLLER - GERKING J, PFURTSCHELLER G, FLYVBJERG P H. Designing optimal spatial filters for single-trial EEG classification in a movement task[J]. Clinical Neurophysiology,1999,110(5):787-798.

[80]ANG K K,CHIN Z Y,ZHANG H H,et al. Filter bank common spatial pattern(FBCSP) in Brain-Computer Interface[C]. 2008 IEEE International Joint Conference on Neural Networks,2008:2390-2397.

[81]NOVI Q,GUAN C T,DAT T H,et al. Sub-band common spatial pattern(SBCSP) for brain-computer interface[C]. 2007 3rd International IEEE/EMBS Conference on Neural Engineering. IEEE,2007:204-207.

[82]THOMAS K P,GUAN C T,LAU C T,et al. A new discriminative common spatial pattern method for motor imagery brain-computer interfaces[J]. IEEE Transactions on Bio-Medical Engineering,2009,56(11):2730-2733.

[83]POLIKAR R. PATTERN RECOGNITION[M]. New Jersey:Wiley Encyclopedia of Biomedical Engineering,2006.

[84] OIKONOMOU V P, GEORGIADIS K, LIAROS G, et al. A comparison study on EEG signal processing techniques using motor imagery EEG data[C]. 2017 IEEE 30th International Symposium on Computer-Based Medical Systems(CBMS),2017:781-786.

[85] LIU D, CHEN W H, LEE K, et al. An EEG-based brain-computer interface for gait training [C]. 2017 29th Chinese ControlAnd Decision Conference (CCDC). IEEE, 2017: 6755-6760.

[86] ILYAS M Z, SAAD P, AHMAD M I, et al. Classification of EEG signals for brain-computer interface applications: performance comparison [C]. 2016 International Conference on Robotics, Automation and Sciences(ICORAS), 2017: 1-4.

[87] SHE Q S, CHEN K, MA Y L, et al. Sparse representation-based extreme learning machine for motor imagery EEG classification [J]. Computational Intelligence Neuroscience, 2018: 9593682.

[88] SHE Q H, HU B, LUO Z Z, et al. A hierarchical semi-supervised extreme learning machine method for EEG recognition[J]. Medical & Biological Engineering & Computing, 2019, 57(1): 147-157.

[89] ZHANG Y, WANG Y, ZHOU G X, et al. Multi-kernel extreme learning machine for EEG classification in brain-computer interfaces[J]. Expert Systems with Applications, 2018, 96: 302-310.

[90] TODEREAN R, CHIUCHISAN I. Application of Support Vector Machine for the classification of sensorimotor rhythms in Brain Computer Interface[C]. 2017 E-Health and Bioengineering Conference(EHB), 2017: 663-666.

[91] LOTTE F, CONGEDO M, LÉCUYER A, et al. A review of classification algorithms for EEG-based brain-computer interfaces[J]. Journal of Neural Engineering, 2007, 4(2): 1-13.

[92] YI W B, QIU S, QI H Z, et al. EEG feature comparison and classification of simple and compound limb motor imagery[J]. Journal of Neuro Engineering and Rehabilitation, 2013, 10: 106.

[93] SCHMIDHUBER J. Deep learning in neural networks: An overview[J]. Neural Networks, 2015, 61: 85-117.

[94] SHRESTHA A, MAHMOOD A. Review of deep learning algorithms and

architectures[J]. IEEE Access,2019,7:53040-53065.

[95]TABAR Y R,HALICI U. A novel deep learning approach for classification of EEG motor imagery signals [J]. Journal of Neural Engineering, 2017, 14 (1):016003.

[96]RAWAT W,WANG Z H. Deep convolutional neural networks for image classification:A comprehensive review [J]. Neural Computation, 2017, 29 (9): 2352-2449.

[97]CRAIK A,HE Y,CONTRERAS-VIDAL J L. Deep learning for electroen-cephalogram(EEG) classification tasks:A review[J]. Journal of Neural Engineer-ing,2019,16(3):031001.

[98]AL-SAEGH A,DAWWD S A,ABDUL-JABBAR J M. Deep learning for motor imagery EEG-based classification:A review[J]. Biomedical Signal Processing and Control,2021,63(2021):102172.

[99]SCHIRRMEISTER R T,SPRINGENBERG J T,FIEDERER L D J,et al. Deep learning with convolutional neural networks for EEG decoding and visualiza-tion[J]. Human Brain Mapping,2017,38(11):5391-5420.

[100]YANG H J,SAKHAVI S,ANG K K,et al. On the use of convolutional neural networks and augmented CSP features for multi-class motor imagery of EEG signals classification[J]. Annual International Conference of the IEEE Engineering in Medicine and Biology Society IEEE EMBS. IEEE,2015:2620-2623.

[101]BASHIVAN P,RISH I,YEASIN M,et al. Learning representations from EEG with deep recurrent-convolutional neural networks [C]. Computer Science, 2015:1-15.

[102]LU N,LI T F,REN X D,et al. A deep learning scheme for motor imagery classification based on restricted boltzmann machines[J]. IEEE Transactions on Neu-ral Systems and Rehabilitation Engineering,2017,25(6):566-576.

[103]LAWHERN V J,SOLON A J,WAYTOWICH N R,et al. EEGNet:A

compact convolutional neural network for EEG-based brain-computer interfaces[J]. Journal of Neural Engineering,2018,15(5):056013.

[104]CHERLOO M N,AMIRI H K,DALIRI M R. Ensemble regularized common spatio-spectral pattern(ensemble RCSSP)model for motor imagery-based EEG signal classification[J]. Computers in Biology and Medicine,2021,135:104546.

[105]HU C,CAI J,LIANG Z,et al. An EEG transfer learning algorithm based on mutual information and transfer component analysis[C]. 2022 IEEE 17th Conference on Industrial Electronics and Applications(ICIEA). IEEE,2022,949-954.

[106]WANG Z,ZHOU Y,CHEN L,et al. A BCI based visual-haptic neurofeedback training improves cortical activations and classification performance during motor imagery[J]. Journal of Neural Engineering,2020,16(6):066012.

[107]MZA B,BY A,SG A,et al. Spatio-time-frequency joint sparse optimization with transfer learning in motor imagery-based brain-computer interface system [J]. Biomedical Signal Processing and Control,2021,68:102702.

[108]GAUR P,MCCREADIE K,PACHORI R B,et al. Tangent space features-based transfer learning classification model for two-class motor imagery brain-computer interface[J]. International Journal of Neural Systems,2019,29(10):1950025.

[109]WAN Z T,YANG R,HUANG M J,et al. A review on transfer learning in EEG signal analysis[J]. Neurocomputing,2021,421:1-14.

[110]CHEN Y,WANG J,HUANG M,et al. Cross-position activity recognition with stratified transfer learning[J]. Pervasive and Mobile Computing,2019,57:1-13.

[111]JOHNSON M,SCHUSTER M,LE Q V,et al. Google's multilingual neural machine translation system:Enabling zero-shot translation[J]. Transactions of the Association for Computational Linguistics,2017,339-351.

[112]PENG Y,LU B L. Discriminative manifold extreme learning machine and applications to image and EEG signal classification[J]. Neurocomputing,2016,174:265-277.

［113］SUN C,MA M,ZHAO Z,et al. Deep transfer learning based on sparse au-toencoder for remaining useful life prediction of tool in manufacturing［J］. IEEE Transactions on Industrial Informatics,2019,15(4):2416-2425.

［114］RAMADAN R A,VASILAKOS A V. Brain computer interface:Control signals review［J］. Neurocomputing,2017,223:26-44.

［115］GAO N,WANG Y. A fusion transfer learning method of motor imagery EEG signals based on riemannian space［C］. 2022 7th International Conference on Signal and Image Processing(ICSIP). IEEE,2022:233-237.

［116］LIN Y P,JUNG T P. Improving EEG-based emotion classification using conditional transfer learning［J］. Frontiers in Human Neuroscience,2017,11:334.

［117］ZHENG W,LU B. Personalizing EEG-based affective models with trans-fer learning［C］. Proceedings of the Twenty-fifth International Joint Conference on Artifical Intelligence,2016.

［118］TANG X,LI X,LI W,et al. Transfer learning:Rotation alignment with ri-emannian mean for brain-computer interfaces and wheelchair control［J］. IEEE Transactions on Cognitive and Developmental Systems,2021,99:1.

［119］LEE D Y,JEONG J H,SHIM K H,et al. Decoding movement imagination and execution from eeg signals using bci-transfer learning method based on relation network［C］. 2020 IEEE International Conference on Acoustics,Speech and Signal Processing(ICASSP),2020:1354-1358.

［120］BIRD J J,KOBYLARZ J,FARIA D R,et al. Cross-domain MLP and CNN transfer learning for biological signal processing:EEG and EMG［J］. IEEE Ac-cess,2020,8:54789-54801.

［121］WEI X,ORTEGA P,FAISAL A A. Inter-subject deep transfer learning for motor imagery EEG decoding［C］. 2021 10th International IEEE/EMBS Confer-ence on Neural Engineering(NER). IEEE,2021:21-24.

［122］LI J,QIU S,SHEN Y,et al. Multisource transfer learning for cross-subject EEG emotion recognition[J]. IEEE transactions on cybernetics,2020,50 (7):3281-3293.

[123]Ren R,Yang Y,Ren H. EEG emotion recognition using multisource instance transfer learning framework[C]. 2022 International Conference on Image Processing,Computer Vision and Machine Learning(ICICML). IEEE,2022:192-196.

[124]DAI G H,ZHOU J,HUANG J H,et al. HS-CNN:A CNN with hybrid convolution scale for EEG motor imagery classification[J]. Journal of Neural Engineering,2020,17(1):016025.

[125]SAKHAVI S,GUAN C,YAN S. Learning temporal information for brain-computer interface using convolutional neural networks[J]. IEEE Transactions on Netural Networks Learning Systems,2018,29(11):5619-5629.

[126]REN Y F,WU Y. Convolutional deep belief networks for feature extraction of EEG signal[C]. 2014 International Joint Conference on Neural Networks (IJCNN),2014:2850-2853.

[127]LEI B Y,LIU X L,LIANG S,et al. Walking imagery evaluation in brain computer interfaces via a multi-view multi-level deep polynomial network[J]. IEEE Transactions on Neural Systems and Rehabilitation Engineering, 2019, 27 (3): 497-506.

[128]WAN X,ZHANG K Z,RAMKUMAR S,et al. A review on electroencephalogram based brain computer interface for elderly disabled[J]. IEEE Access,2019, 7:36380-36387.

[129]ABOALAYON K A,FAEZIPOU M,ALMUHAMMADI W S,et al. Sleep stage classification using EEG signal analysis:A comprehensive survey and new investigation[J]. Entropy,2016,18(9):272.

[130]BLANKERTZ B,TOMIOKA R,LEMM S,et al. Optimizing spatial filters for robust EEG single-trial analysis[J]. IEEE Signal Processing Magazine,2007,25 (1):41-56.

［131］王盛玉. 多任务运动想象脑—机接口的识别方法研究［D］. 北京:北京交通大学,2020.

［132］DELORME A,MAKEIG S. EEGLAB:An open source toolbox for analysis of single-trial EEG dynamics including independent component analysis［J］. Journal of Neuroscience Methods,2004,134(1):9-21.

［133］SHEN M F,ZHANG X J,LI X H. Independent component analysis of electroencephalographic signals［C］. 6th International Conference on Signal Processing,2002:1548-1551.

［134］COMON P. Independent component analysis,A new concept? ［J］. Signal Processing,1994,36(3):287-314.

［135］XUE Z J,LI J,LI S,et al. Using ICA to remove eye blink and power line artifacts in EEG［C］. First International Conference on Innovative Computing,Information and Control,2006:107-110.

［136］JOLLIFFE I T. Principal component analysis［J］. Springer Verlag,1986,2(1-3):37-52.

［137］ABDEL-QADER I,PASHAIE-RAD S,ABUDAYYEH O,et al. PCA-Based algorithm for unsupervised bridge crack detection［J］. Advances in Engineering Software,2006,37(12):771-778.

［138］GUO L,WU Y X,ZHAO L,et al. Classification of mental task from EEG signals using immune feature weighted support vector machines［J］. IEEE Transactions on Magnetics,2011,47(5):866-869.

［139］LAN T,ERDOGMUS D,ADAMI A,et al. Salient EEG channel selection in brain computer interfaces by mutua information maximization［C］. 2005 IEEE Engineering in Medicine and Biology 27th Annual Conference,2005:7064-7067.

［140］LAN T,ERDOGMUS D,ADAMI A,et al. Channel selection and feature projection for cognitive load estimation using ambulatory EEG［J］. Computational Intelligence and Neuroscience,2007:74895.

[141]BARACHANT A,BONNET S. Channel selection procedure using riemannian distance for BCI applications[C]. 2011 5th International IEEE/EMBS Conference on Neural Engineering,2011:348-351.

[142]GRETTON A. A Kernel two-sample test[J]. Journal of Machine Learning Research:JMLR,2012,13:723-773.

[143]BORGWARDT K M,GRETTON A,RASCH M J,et al. Integrating structured biological data by Kernel Maximum Mean Discrepancy[J]. Bioinformatics, 2006,22(14):49-57.

[144]NASIHATKON B,BOOSTANI R,JAHROMI M Z. An efficient hybrid linear and kernel CSP approach for EEG feature extraction[J]. Neurocomputing,2009, 73(1/2/3):432-437.

[145]MULLER-GERKING J,PFURTSCHELLER G,FLYVBJERG H. Designing optimal spatial filters for single-trial EEG classification in a movement task[J]. Clinical Neurophysiology,1999,110(5):787-798.

[146]DORNHEGE G,BLANKERTZ B,CURIO G,et al. Boosting bit rates in noninvasive EEG single-trial classifications by feature combination and multiclass paradigms[J]. IEEE Transactions on Bio-Medical Engineering, 2004, 51 (6): 993-1002.

[147]YUAN Y,KYRGZOV O,WIART J,et al. Subject-specific channel selection for classification of motor imagery electroencephalographic data[C]. 2013 IEEE International Conference on Acoustics,2013:1277-1280.

[148]POLAT K,GÜNEŞ S. Classification of epileptiform EEG using a hybrid system based on decision tree classifier and fast Fourier transform[J]. Applied Mathematics and Computation,2007,187(2):1017-1026.

[149]POLAT K,GÜNEŞ S. Artificial immune recognition system with fuzzy resource allocation mechanism classifier,principal component analysis and FFT method based new hybrid automated identification system for classification of EEG signals

［J］. Expert Systems with Applications,2008,34(3):2039-2048.

［150］KUMAR Y,DEWAL M L,ANAND R S. Epileptic seizures detection in EEG using DWT-based ApEn and artificial neural network［J］. Signal,Image and Video Processing,2014,8(7):1323-1334.

［151］DORNHEGE G,BLANKERTZ B,KRAULEDAT M,et al. Combined Optimization of Spatial and Temporal Filters for Improving Brain-Computer Interfacing ［J］. IEEE Transactions on Bio-Medical Engineering,2006,53(11):2274.

［152］PHANG C R,NOMAN F,HUSSAIN H,et al. A multi-domain connectome convolutional neural network for identifying schizophrenia from EEG connectivity patterns［J］. IEEE Journal of Biomedical and Health Informatics,2020,24(5): 1333-1343.

［153］YU H T,LI X,LEI X Y,et al. Modulation effect of acupuncture on functional brain networks and classification of its manipulation with EEG signals［J］. IEEE Transactions on Neural Systems and Rehabilitation Engineering, 2019, 27 (10):1973-1984.

［154］REN S,LI J H,TAYA F,et al. Dynamic functional segregation and integration in human brain network during complex tasks［J］. IEEE Transactions on Neural systems and Rehabilitation Engineering,2017,25(6):547-556.

［155］YANG B,LI H,WANG Q,et al. Subject-based feature extraction by using Fisher WPD-CSP in brain-computer interfaces［J］. Computer Methods and Programs in Biomedicine,2016,129:21-28.

［156］LACASA L,LUQUE B,BALLESTEROS F,et al. From time series to complex networks:The visibility graph［J］. Proceedings of the National Academy of Sciences of the United States of America,2008,105(13):4972-4975.

［157］NAEEM M,BRUNNER C,LEEB R,et al. Seperability of four-class motor imagery data using independent components analysis［J］. Journal of Neural Engineering,2006,3(3):208-216.

[158] SAMANTA K, CHATTERJEE S, BOSE R. Cross−subject motor imagery tasks EEG signal classification employing multiplex weighted visibility graph and deep feature extraction[J]. IEEE Sensors Letters,2020,4(1):1−4.

[159] JIRAYUCHAROENSAK S, PAN−NGUM S, ISRASENA P. EEG−based emotion recognition using deep learning network with principal component based co-variate shift adaptation[J]. The Scientific World Journal,2014,2014:627892.

[160] SADATNEJAD K, GHIDARY S S. Kernel learning over the manifold of symmetric positive definite matrices for dimensionality reduction in a BCI application [J]. Neurocomputing,2016,179:152−160.

[161] MIRSADEGHI M, BEHNAM H, SHALBAF R, et al. Characterizing awake and anesthetized states using a dimensionality reduction method[J]. Journal of Medical Systems,2015,40(1):13.

[162] LI J C, YU Z L, GU Z H, et al. A hybrid network for ERP detection and analysis based on restricted boltzmann machine[J]. IEEE Transactions on Neural Systemsand Rehabilitation Engineering,2018,26(3):563−572.

[163] LI J C, YU Z L, GU Z H, et al. Spatial−temporal discriminative restricted boltzmann machine for event−related potential detection and analysis[J]. IEEE Transactions on Neural Systems and Rehabilitation Engineering, 2019, 27 (2): 139−151.

[164] ANG K K, CHIN Z Y, WANG C, et al. Filter bank common spatial pattern algorithm on BCI competition IV datasets 2a and 2b[J]. Frontiers in Neuro-science,2012,6:39.

[165] BASHASHATI H, WARD R K, BASHASHATI A. User−customized brain computer interfaces using Bayesian optimization[J]. Journal of Neural Engineering, 2016,13(2):026001.

[166] OLIVAS−PADILLA B E, CHACON−MURGUIA M I. Classification of multiple motor imagery using deep convolutional neural networks and spatial filters

[J]. Applied Soft Computing,2019,75:461-472.

[167]AGHAEI A S,MAHANTA M S,PLATANIOTIS K N. Separable common spatio-spectral patterns for motor imagery BCI systems[J]. IEEE Transactions on Bio-Medical Engineering,2016,63(1):15-29.

[168]LI D L,WANG J H,XU J C,et al. Densely feature fusion based on convolutional neural networks for motor imagery EEG classification[J]. IEEE Access, 2019,7:132720-132730.

[169]GAUR P,PACHORI R B,WANG H,et al. A multi-class EEG-based BCI classification using multivariate empirical mode decomposition based filtering and Riemannian geometry[J]. Expert Systems with Applications,2018,95(2018): 201-211.

[170]MIAO M M,WANG A M,LIU F X. Application of artificial bee colony algorithm in feature optimization for motor imagery EEG classification[J]. Neural Computing and Applications,2018,30(12):3677-3691.

[171]ZHENG H,SONG A G. Optimizing single-trial EEG classification by stationary matrix logistic regression in Brain-Computer Interface[J]. IEEE Transactions on Neural Networks and Learning Systems,2015,27(11):2301-2313.

[172]XIE X F,YU Z L,Lu H P,et al. Motor imagery classification based on bilinear sub-manifold learning of symmetric positive-definite matrices[J]. IEEE Transactions on Neural Systems and Rehabilitation Engineering, 2016, 25 (6): 504-516.

[173]WANG Z J,LEI C,ZUO Z,et al. Short time Fourier transformation and deep neural networks for motor imagery brain computer interface recognition[J]. Concurrency and Computation:Practice and Experience,2018,30(23):4413.

[174]VRBANCIC G,PODGORELEC V. Automatic classification of motor impairment neural disorders from EEG signals using deep convolutional neural networks [J]. Elektronika Ir Elektrotechnika,2018,24(4):3-7.

[175]ABBAS W,KHAN N A. DeepMI:Deep learning for multiclass motor imagery classification[J]. Annual International Conference of the IEEE Engineering in Medicine and Biology Society IEEE Engineering in Medicine and Biology Society Annual International Conference,2018:219-222.

[176]CECOTTI H,GRASER A. Convolutional neural networks for P300 detection with application to brain-computer interfaces[J]. IEEE Transactions on Pattern Analysis and Machine Intelligene,2011,33(3):433-445.

[177]JIAO Z C,GAO X B,WANG Y,et al. Deep convolutional neural networks for mental load classification based on EEG data[J]. Pattern Recognition,2018,76:582-595.

[178]LOTTE F,GUAN C. Regularizing common spatial patterns to improve BCI designs:unified theory and new algorithms[J]. IEEE Transactions on Bio-Medical Engineering,2011,58(2):355-362.

[179]SAKHAVI S,GUAN C,YAN S C. Parallel convolutional-linear neural network for motor imagery classification[C]. 2015 23rd European Signal Processing Conference(EUSIPCO),2015:2736-2740.

[180]ZHAO X Q,ZHANG H M,ZHU G L,et al. A Multi-Branch 3D Convolutional Neural Network for EEG-Based Motor Imagery Classification[J]. IEEE Transsctions on Neural Systems and Rehabilitation Engineering, 2019, 27 (10): 2164-2177.